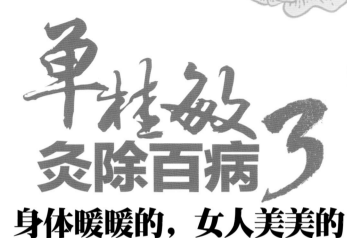

单桂敏灸除百病3

身体暖暖的，女人美美的

单桂敏 ◎ 著

U0376163

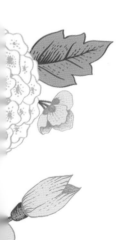

吉林科学技术出版社

图书在版编目（ＣＩＰ）数据

单桂敏灸除百病 3：身体暖暖的，女人美美的 ／ 单桂敏著． —— 长春：吉林科学技术出版社，2017.1
ISBN 978-7-5578-0220-2

Ⅰ．①单… Ⅱ．①单… Ⅲ．①艾灸—基本知识 Ⅳ．① R245.81

中国版本图书馆 CIP 数据核字（2016）第 007319 号

单桂敏灸除百病 3
身体暖暖的，女人美美的

SHAN GUIMIN JIU CHU BAI BING 3
SHENTI NUANNUANDE NUREN MEIMEIDE

著　　　　单桂敏
出 版 人　李　梁
责任编辑　隋云平　练闽琼　孟　盟
封面设计　长春市一行平面设计有限公司
制　　版　长春市创意广告图文制作有限责任公司
开　　本　710mm×1000mm　1/16
字　　数　190千字
印　　张　11
印　　数　1—15000册
版　　次　2017年1月第1版
印　　次　2017年1月第1次印刷
- -
出　　版　吉林科学技术出版社
发　　行　吉林科学技术出版社
地　　址　长春市人民大街4646号
邮　　编　130021
发行部电话/传真　0431-85635177　85651759　85651628
　　　　　　　　　　　　　　　85652585　85635176
储运部电话　0431-86059116
编辑部电话　0431-86037565
网　　址　www.jlstp.net
印　　刷　长春第二新华印刷有限责任公司
- -
书　　号　ISBN 978-7-5578-0220-2
定　　价　39.90元

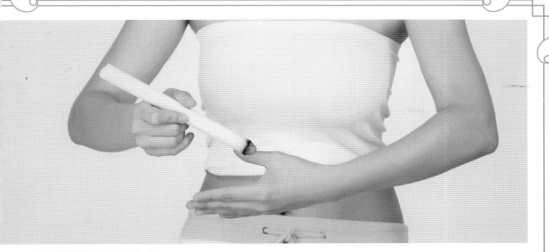

前　言

　　我是一名退休的医生，也是一个喜欢帮助别人的人。我想把这四十多年积累的健康知识、治病方法传播给每一位想获得健康的人。我非常感谢互联网这个平台，让我可以将这些经验全部记录在博客里，并通过网络传播出去。更值得高兴的是，有很多基层医生在看了我的博客之后，用我的治疗方法来给百姓治病。目前，我的博文数已经达到了2827篇，博客访问总量已突破2.71亿次。虽然每天的咨询量非常非常大，但是我仍然坚持在空余时间回复每个人发来的帖子，几乎是逢帖必回。我希望每个人都能从我这里学到自己治疗疾病的方法。

　　我常说自己不是专家，只是一名服务患者的老医生，我的治病方法也是自己一点一点积累下来的。我的博文积攒得多了，汇总成了图书。2010年初，由我撰写的《单桂敏灸除百病》一书在北京召开了新书发布会。随后的几年，我先后撰写了《单桂敏灸除百病2》《单桂敏灸除不孕不育》《单桂敏灸除百病彩色版》等书，受到大家的欢迎。我想，这可能和我使用的每一种方法都会先在自己的身上试验，确定没有问题之后才给患者使用有关系。比如，古人说不能在面部、眼睛、外阴等处施灸，但是我经过多次试验，确定采用温和灸的方法灸面部、眼睛、外阴等处没有不良反应，而且还能治病。

我的治疗方法主要特点就是不拘形式，在治病期间不是只用一种方法，而是会用到针刺、艾灸、火针、放血等多种方法，用综合疗法治疗患者，这样才能好得快。之所以偏重介绍艾灸这种方法，是因为艾灸疗法不需要多么专业的知识，没学过中医的老百姓自己在家就能做，操作简单、安全，花费也很少。现在我每天会收到很多患者治病过程中的反馈，他们都是艾灸疗法的受益者。我希望越来越多的人可以加入到艾灸的行列中来，有病的自己治病，没病的可以养生。

　　很多女性有宫寒、手脚冰凉、痛经、胃寒胀痛、怕冷等现象，这些都是寒性体质的表现，有些女性的严重宫寒还会引起不孕。艾叶是纯阳植物，艾灸时的温热可以为身体补充阳气，并且将寒气排出体外，艾灸改善寒性体质非常有效。艾灸不但可以治病，还可以强身，尤其对于女性朋友的健康，好处很多！编写本书，也是想让更多的女性朋友在艾灸的帮助下，获得健康的身体，孕育健康的宝宝，活出美丽的人生。

　　我希望通过这本书使更多的人学会这些简单的治疗方法，使我们的身体更健康、更有活力，更希望祖国医学的传统疗法得到广泛的传播，让祖国医学不仅在中国家喻户晓，而且能在世界范围发扬光大！

　　　　　　　　　　　　　　　　　　　　　　　　　　李培敏

　　　　　　　　　　　　　　　　　　　　　　　　　　2016年1月

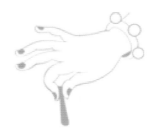

目 录

【第一章】 女人需"热"养，有"艾"才更美

【第二章】 五脏六腑需调养，不生病的智慧在"艾"里

【第三章】 面子问题真不少，
用"艾"统统都赶跑

【第四章】关注女性"特区"，妇科烦恼一灸不见了

【第五章】 女人三期要用心，特殊时期更要"艾"自己

【第六章】 关爱自己在日常，为健康再加一把火

*注：由于拍摄角度与光线等原因，出现在本书中的艾灸操作图可能会与实际穴位有偏差，请按照实际穴位为准。本书为建议参考性读物，操作艾灸、刮痧、按摩等方法时是否裸露皮肤请根据实际情况或各人习惯而定。

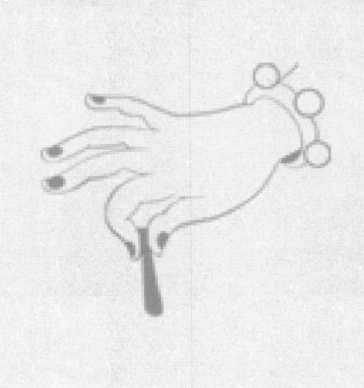

第一章

女人需『热』养，有『艾』才更美

中医治疗和调养的重中之重就是『暖』。『暖』是女性健康、美丽的基础和前提。懂得暖养的女人，从各个方面来看都比同龄人更显年轻。艾灸有『四效』：驱寒邪、补元阳、通经络、调正气，通过艾灸暖养的女人更美丽。

【中医的"治未病"思想】

《黄帝内经·素问·四气调神大论》中记载："是故圣人不治已病治未病，不治已乱治未乱，此之谓也。"另外，在《黄帝内经·灵枢·逆顺》中说："上工刺其未生者也；其次，刺其未盛者也……上工治未病，不治已病，此之谓也。"

《黄帝内经》中说的意思是：上等的医生治病，会在疾病发展之前将疾病控制住。我们都知道神医扁鹊和蔡桓公的故事，扁鹊看出蔡桓公身体中的疾病，想要为他医治，但是蔡桓公却不信任扁鹊，最后蔡桓公身死。上等的医生可以提前看出患者的疾病，并想马上为其医治，但不是所有的医生都具有这样的能力。所以我认为，现在很多医生，包括我在内，都不能称得上是"上工"。患者来找我们看病的时候，都已经患上某种疾病了，甚至疾病已经非常严重了，就算可以手到病除、药到病除，也都是在"治已病"，最多算是手段高明的中等医生。不过，导致这种状况的原因并不是医生的医术不高，而是很多人不了解自己的身体。很多人看上去身体健康，但是可能突然有一天就会患上特别严重的疾病。如果平时细心留意自己的身体，就会发现一些疾病的征兆，所以我们平时一定要注意自己身体发出的疾病信号。

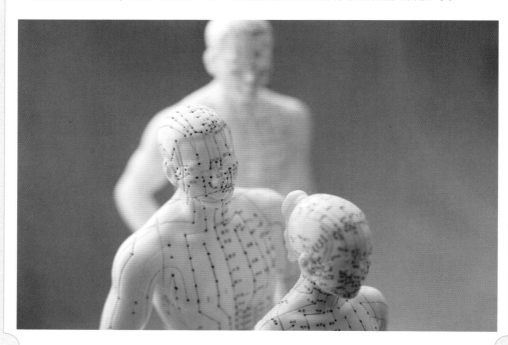

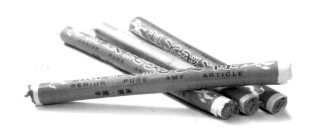

从一个医生的角度来看，我觉得真正能提前找出疾病、发现疾病的，并不仅仅是医生或是他们所使用的各种现代化的检查手段，而是我们自己。我们每个人都要有"找未病"这个意识。有些人对自己的健康比较重视，会定期体检，这是一个非常好的习惯，我也建议每个人都要定期去医院体检。近几年患病的人趋于年轻化，年轻人患老年病的越来越多，所以不仅中老年人需要定期体检，年轻人也需要定期体检。现在医生们都提倡大家要"早诊断""早治疗"，只有这样才能防微杜渐。

体检对找到"未病"有帮助，但是体检不是万能的。现在医院的体检都是用化验、拍片等西医的手段，大部分都是通过数值的比较来判断身体是否正常。体检能查出血糖、血压的值高不高，骨密度是不是降低了，但是查不出来体内是不是有寒邪或暑湿等病邪。血糖、血压、血脂等数值都是身体对疾病的反应，但是当可以查出这些异常的时候，病邪已经开始破坏我们的身体了。而中医讲的"未病"，是找病因、找病邪，是把破坏健康的元凶找出来。怎么找？我的办法就是用艾灸。

艾灸寻病是活用了其通经络的作用。经络既是气血的通路，也是病邪的通路。病邪进入身体，一方面和正气争斗，一方面会在经络和脏腑中潜伏下来。也许一时不会有什么感觉，但是积少成多，到正不压邪的时候，疾病就表现出来了。而艾草的药性和灸火的热力是阳性的，有升发的作用，会在经络里巡行，就像巡逻的警察。一旦发现哪里潜伏着病邪，它们就起到护卫的作用，把沉淀潜藏的病邪搅动起来，顺着经络到达脏腑，之后排出体外。比如，我们艾灸中脘穴，潜伏在肝、脾、胃、肠等部位的疾病就会出现通窜。哪里有病，就通窜到哪里。我治过的病例里就有艾灸中脘穴治疗肝炎，结果又出现结肠炎或脾虚的患者，所以我们在不生病的时候也可以艾灸中脘穴，目的是生病的时候寻病，不生病的时候补脾胃。

艾灸不但能寻病，还能治病、养生。我希望所有人都可以学会这种方法，自己做自己的上医，把疾病消灭在萌芽中。

▌十二原穴艾灸寻病术

　　寻病的具体方法很简单。我给大家介绍一种简单的利用穴位和经络来寻病的方法，而且艾灸的部位都在手腕和脚踝，随时随地都能做，这就是十二原穴艾灸寻病术。

十二原穴与经脉、脏腑的对应关系

原穴名称	对应脏腑	对应经脉
冲 阳	胃	足阳明胃经
太 白	脾	足太阴脾经
合 谷	大 肠	手阳明大肠经
太 渊	肺	手太阴肺经
腕 骨	小 肠	手太阳小肠经
神 门	心	手少阴心经
京 骨	膀 胱	足太阳膀胱经
太 溪	肾	足少阴肾经
阳 池	三 焦	手少阳三焦经
大 陵	心 包	手厥阴心包经
丘 虚	胆	足少阳胆经
太 冲	肝	足厥阴肝经

　　十二原穴艾灸寻病术是应用了原穴和经脉、脏腑的对应关系。当病邪比较少、脏腑的病症比较轻，还没有反映到原穴的时候艾灸原穴，艾灸的效力就像在冷水锅下面点了一把火，可以让病症提前表现出来。施灸的方法很简单，用温和灸就可以。我的办法是每周做1次，每穴15分钟即可。把病找出来之后，剩下的就是如何治疗了。

▶ 小贴士

　　原穴是脏腑的原气经过和留止的部位。十二经脉在腕、踝关节附近各有一个原穴，合称为十二原穴。阴经的原穴即本经五腧穴的腧穴，阳经则于腧穴之外另有原穴。在临床上，原穴可以治疗各自所属脏腑的病变，也可以根据原穴的反映变化推测脏腑功能的盛衰。

【喜温、柔美是女性独有的身体特征】

有很多形容女性身体特征的词语，如杨柳细腰、柔弱美丽、婀娜多姿……我认为喜温、柔美是女性独有的身体特征，也是最能体现女性健康身体的标志。

女性的一生，从胎儿形成到衰老是一个渐进的生理过程，根据女性的生理特点可分为新生儿期、儿童期、青春期、性成熟期、绝经过渡期和绝经后期6个阶段。

随着年龄的增长，女性的身体特征会逐渐发生变化：女性在8~10岁时，身高增高加快，子宫开始发育；11~12岁时，乳房开始发育，同时长出阴毛，身高增长的速度减慢，阴道黏膜出现变化，内外生殖器官逐渐发育成熟；13~14岁时，月经初潮，长出腋毛，声音变细，乳头色素沉着，乳房显著增大；15~16岁时，月经形成规律，脂肪堆积，臀部变圆，有些女性脸上会长粉刺；17~18岁时，骨骺闭合，身高停止生长；19岁以后体态变得苗条，皮肤变得细腻。这样的身体特征通常称之为"柔美"。

女性身体的这一系列变化基本都受到女子胞的功能发育、成熟和衰退等生理变化的影响。女子胞，又名胞宫、胞脏、子宫、子脏等，为奇恒之腑之一。女子胞主持月经和孕育胎儿，从现代生理学来看，女子胞包括女性整个内生殖器官。女子胞可受到遗传、营养、环境和气候等因素影响。

女子胞与肾、冲脉、任脉的关系最为密切，因为生殖功能由肾所主，而冲、任二脉同起于胞中。当女子发育到一定年龄，肾气旺盛，冲、任二脉气血充足，女子胞发育完全时，月经开始按时来潮，此时女性就具备了生育能力。受孕之后，女子胞有保护胎儿和孕育胎儿的作用。如果肾气衰弱，冲、任二脉气血虚少，就会出现月经不调、闭经、不孕等病症。50岁左右的女性随着肾中精气和冲、任二脉气血的衰退，出现绝经，受孕终止。女性月经的产生和胎儿的孕育都赖于血，心主血、肝藏血、脾统血，故当心、肝、脾三脏功能失调时，可影响女子胞的正常功能，从而出现月经病或胎孕病症。

由此可见，血对女性来讲非常重要。温度会直接影响血液在身体内的流动情况，寒邪会侵犯血脉，使血脉挛缩、气血凝结、阻滞不通，不通则痛。

【寒邪是女性健康的大敌】

在我们生活的环境中，寒邪可以说是无处不在。寒邪会给女性带来太多的困扰，我的女性患者中，大多数都有手脚发凉、多穿不暖、月经不调、痛经的症状，这些都是寒气入体的表现。

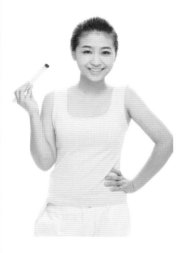

我认为寒气进入人体的途径主要有三个：寒从口入、寒从脚入和寒从（体）表入。

寒从口入很好理解，就是饮食不当，多冷饮、多生食。寒从脚入和寒从（体）表入主要与生活习惯、穿衣习惯有关，现在家家都有空调、电扇，夏季很多人贪图凉快会把室内的温度降得非常低，使室内寒气重，寒气聚在地表，容易从血管丰富、脂肪层薄的足底侵入人体；很多女性打扮时尚，为了看起来美丽，衣服越穿越少，这时露在外边的颈部、腰部、肚脐、肘关节、膝关节，就成了容易着凉的部位。

中医认为，女性的身体最怕气血凝滞，因为女性的胞宫等生殖系统都要依赖于血的温养。女性一旦受到寒邪侵袭，原本正气不足的女性就会出现气血凝滞，这会对女性的健康造成很大的威胁，尤其是在女性生理期。气血凝滞之后，经血很难排出体外，日积月累，这些应该排出体外的物质积留于身体内，形成病变，会产生更严重的后果。

女性需要保护身体不受寒邪入侵，不仅是为了保护自己的身体健康，更是为了保护未来孩子的生长环境——子宫，难道有哪位女性愿意让还未出生的孩子受到寒邪的伤害吗？

导致寒邪发病的常见病因及相应症状表

寒 邪	导致人体的不适
冷 饮	腹痛、腹泻
空调冷气	关节寒痛
贪凉露宿	全身酸痛

【女性都需要暖养】

很多中医会经常嘱咐女性患者"要忌食生冷刺激性食物""要注意身体的保温"。中医治疗和调养的重中之重就是"暖","暖"是女性健康、美丽的基础和前提。暖养的女人，从身体和容颜来看，会比同龄人更年轻！

我们身体内的器官、组织、细胞的一些生理功能，都要在人体体温正常时才能发挥应有的作用，温度偏高或偏低，身体的一些基本功能就会受到影响。人在温暖的环境下，身体自然感觉很舒服，因为暖可以促使人体的阳气升发；在寒冷的环境下，人会感觉身体不适，因为寒冷会抑制阳气升发。

很多北方的朋友都知道"猫冬儿"这个词。由于气候原因，北方人在特别寒冷的冬天不愿意出门活动，想找个温暖的地方休息，其实这是人体一种正常的自我保护机制。为了维护基本的健康和生命，人们需要去温暖的环境里使身体保持正常的新陈代谢，尤其是柔弱的女性。中医讲"女为阴，男为阳""女为阴柔，男为阳刚"，因此女性更喜温暖。

女性的月经、怀孕、分娩以及哺乳等生理特点皆易耗损气血，所以容易出现气血不足。因此，女性养生首先要保养气血，只有气血充足才能使女性面色红润、靓丽，精力旺盛。

女性养生以"暖"为主，忌吃辛辣食物，否则会导致经血量增多；同时也不能吃寒凉的食物，以免出现气血凝滞。还要注意保暖，尤其是颈部、肚脐、腰部和脚心的位置不要着凉。夏天，女性在月经期要尽量穿上袜子，避免经常熬夜，注意保持情绪稳定，不要过于激动。

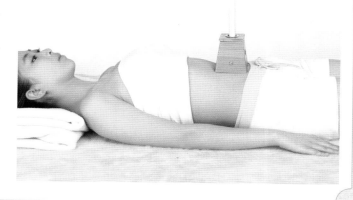

【艾灸是驱、补、通、调的中医妙法】

《黄帝内经·灵枢》中说"针所不为，灸之所宜"，《医学入门》中提到"药之不及，针之不到，必须灸之"。我的博客上有很多这样的例子，有一些在医院通过药物、手术治疗没有明显改善的疾病，用艾灸却能治得好。老祖宗留给我们的艾灸疗法，是一种非常好的方法。艾灸是个宝，只有用过的人才知道。

艾灸的优点很多。首先，艾灸灸的部位不仅是穴位这一个点，而是包括穴位在内的一片区域。艾灸时，只要大致定位在穴位附近就可以，这样就免除了准确找穴位的困难。其次，艾灸好操作，说白了就是拿着艾条在穴位附近熏。当然，艾灸还有很多作用，我把它列在下面的表格中。

艾灸疗法的特点详解表

艾灸作用	详解
调和阴阳	人体阴阳不平衡是疾病发生和发展的根本，运用艾灸疗法的调补作用，达到调和阴阳的功效
温通经络，驱散寒邪	艾叶性温，加之点燃熏灸，使热力深达肌层，温气行血。艾灸具有温通经络、散寒除湿、调理气血、宣痹止痛的功效
行气活血，消瘀散结	气见热则行，见寒则凝，气温则血行。艾灸为温热刺激，可以使气血协调，营卫和畅，血脉和利而行气活血、消瘀散结
温阳补虚，补中益气	艾灸通过热力把艾草的药力打入人体经络，可起到益气温阳的作用
回阳救逆	艾灸一些穴位可起到急救作用
防病保健，强身益寿	艾灸能补充人体正气，提高抗病能力，是很好的保健养生方法

艾灸具有效果显著、简便易行、经济实用的优点，没有毒性，只要认真按照规程操作，人体一般不会产生不良反应。

另外，我把艾灸的功效总结为"四效"，即驱寒邪、补元阳、通经络、调正气这四种效果，所以艾灸具有有病治病、未病寻病、无病养生这三个不同层面的作用。

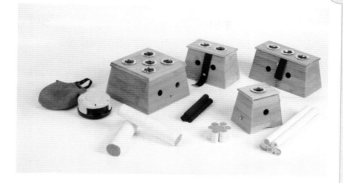

艾灸的功效表

艾灸效果	作用详解
驱寒邪	艾草属纯阳之性，对治疗寒邪、阳虚有奇效。用艾叶泡脚，或把艾叶制成香囊佩戴在身上，同样能达到固阳驱寒的目的。灸火能产生活跃的能量，对经络有激发、疏导的作用，可以疏通经络、调和气血。艾灸的火性和药力是寒邪的克星
补元阳	不良生活习惯，加之工作繁忙、压力过大，使得现代人很容易早衰，元阳之气衰弱，正气不能抵御邪气的入侵。常做养生灸，就是在关元、命门、足三里等几个大穴上做艾灸，这样能很好地提升正气，人体自然就能抵抗邪气，从而不生病了
通经络	经络不通最典型的表现就是疼痛，经络是气血的通道，经络通了，气血的运行就顺畅了，疼痛自然就消失了，这就是中医说的"通则不痛"。艾灸通过火力使药力得到发挥，能强行把经络中瘀滞的气血化掉
调正气	正气是人体与病邪斗争的能力，正气不足是发病的内因。明朝《医学入门》中说："虚者灸之，使火气以助元阳也；实者灸之，使实邪随火气而发散也。"可见，艾灸这种方法对虚证、实证都有效

既然艾灸简便易行、安全且见效快，还具有驱寒邪、补阳气、通气血、调正气的作用，那么艾灸就是最适合向大家推广的治病方法了。

【艾灸不难做，随心随意就挺好】

艾灸同其他经络疗法一样起源于砭石疗法，在中国有几千年的历史，在这期间不断改进、发展，演变出很多新的流派和方法。根据不同的标准，可以把艾灸的方法分成很多种，我把其中适合老百姓操作的方法介绍给大家。

艾灸源于砭石疗法，在中国有几千年的历史，种类非常多，在相互交叉、影响的过程中出现了很多不同的艾灸操作方法。我根据多年的经验总结，把艾灸的分类进行了简化。

按照热力的强度把艾灸分为温和灸与瘢痕灸（化脓灸）。

温和灸

温和灸就是热力保持在皮肤可以承受的限度内，只要皮肤觉得烫就可以移开数秒，然后接着灸。温和灸之后，灸处的皮肤只会微微发红，不会形成灸疮、灸疱或瘢痕。温和灸分为悬灸、回旋灸、雀啄灸和温灸器灸。温和灸没有瘢痕灸力量强，温和灸适合慢性病、常见病及日常保健。

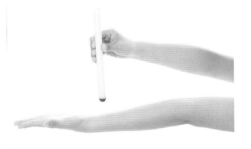

悬灸

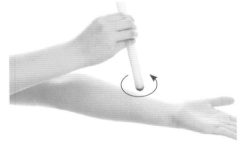

回旋灸

悬灸是将燃着的艾灸条悬在穴位上2～3厘米，静止不动，一般每个穴位艾灸的时间是15～30分钟。做悬灸时也可以使用艾灸盒。

回旋灸的手法与悬灸类似，但要将艾条围绕着穴位局部做顺时针或逆时针旋转。回旋灸的作用范围大，适用于风湿痛和面神经麻痹等症。

雀啄灸则是在穴位上做一上一下、忽远忽近的灸法，类似鸟雀啄食的动作。雀啄灸的热感强，操作时要避免灼伤皮肤。

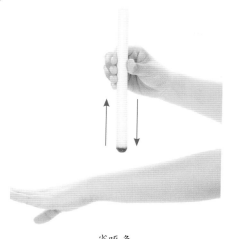

雀啄灸

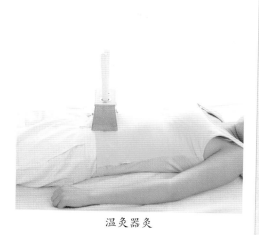

温灸器灸

瘢痕灸

瘢痕灸是用小艾粒直接灸或是隔姜灸，艾粒燃烧到后期都会有一过性的灼痛感，灸后形成灸疱，溃破后形成灸疮或瘢痕，灸疮或瘢痕会在皮肤上持续一段时间后消失。瘢痕灸分为直接灸和隔物灸。瘢痕灸力量强大，适合重病或治疗急性病的患者。

直接灸

先用彩色笔标记艾灸的部位，选用质地较好的艾绒，根据需要将艾绒捏成米粒大、黄豆大、蚕豆大的艾炷，直接放在皮肤上施灸。当艾炷燃烧至剩2/5或1/4，皮肤微有灼痛时，即可更换艾炷。

直接灸也可用药店的自贴式艾灸粒，把带黏性的底座贴在穴位上就可以艾灸，用起来很方便。一些敏感的患者可以在艾灸的部位涂抹凡士林或药油来缓解灼痛感。

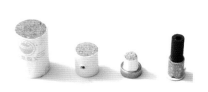

自贴式艾灸粒

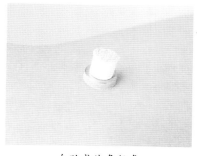

自贴式艾灸粒灸

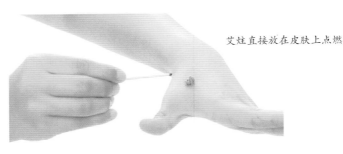

艾炷直接放在皮肤上点燃

直接灸法

【 隔物灸

　　隔物灸的操作与直接灸类似，区别在于隔物灸需要在艾炷和皮肤之间隔以姜片、蒜片、食盐、阿子饼等物。以隔姜灸为例：取一块老姜（选择圆姜最佳），切成3毫米厚的姜片（大小视穴位所在的部位和选用的艾炷大小而定）。姜片中间用针或牙签扎几个孔，把捏好的艾炷放在上面，将姜片贴放在穴位上，然后点燃艾炷。等到病人有局部灼痛感时，稍微提起姜片或更换艾炷继续灸。一般每次灸5~10壮，以皮肤潮红为度。选择的姜蒜必须是新鲜的，蒜以大头蒜（独头蒜）为佳。

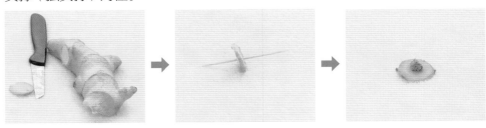

切姜片　　　　　　　　　　扎　孔　　　　　　　　　　搓艾炷

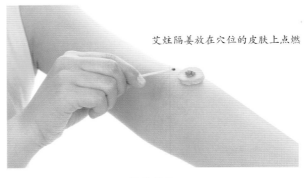

艾炷隔姜放在穴位的皮肤上点燃

隔姜灸法

　　*考虑到读者的接受程度，本书中给出的灸法大部分是温和灸，书中提及的这些穴位或部位同样适合瘢痕灸（面部除外）。在实际操作艾灸时，应尽量裸露皮肤。

【艾草是施灸时常用的材料】

　　艾灸治病用的是以艾草纯阳的药性和其燃烧产生的热力完美结合而成的阳性力量。从阴阳学说的观点看，静为阴，动为阳，阳性能量具有活跃、发散的特点，能迅速穿透肌肤、打通经脉。所以，艾草的质量很大程度上影响了治疗的效果。

　　艾灸最主要的原料是艾草，艾草有蕲艾和野艾之分，艾灸用的多是蕲艾。艾灸用的是陈年艾草，新鲜艾草不能用来艾灸，所以自古以来就有"七年之病，求三年之艾"的说法。

　　艾草晾干捣烂、筛去杂质之后，就得到了艾绒，艾绒可以捏成艾炷，还可以经过加工卷成艾条。艾绒、艾炷、艾条，这些都是在艾灸时常用到的东西。

　　现在市面上出售的艾绒种类很多，主要有金艾绒、陈艾绒、清艾绒这几种，其中金艾绒质量最好。

艾绒选择方法

绒	柔软细腻为好。劣质的艾绒中会掺杂梗和其他杂质，比较粗糙且手感差
色	陈艾的绒色应该是土黄色或金黄色。当年艾的艾绒颜色发绿
味	陈艾的气味芳香。如果艾绒闻起来有一股青草味，可以判断为当年艾
烟	好艾条燃烧后产生的艾烟淡白，不浓烈，气味香，不刺鼻，烟雾一圈一圈向上飘起
手感	好艾绒手感细腻，容易捏成艾炷，不容易散掉
火	质量好的艾条火力柔和，点燃的部分呈红透的燃火状，用手掌试火力，有热气熏烤的感觉，渗透力大，灸感强；质量不好的艾条试火时皮肤有烧灼感

> **小贴士**
>
> 　　要注意储存保管艾绒。平时可将艾绒放在干燥的容器内，防止艾绒潮湿和霉烂。天气晴朗时，可以拿出来反复曝晒几次。不能使用已经霉变的艾绒。

艾条是用棉纸包裹艾绒制成的圆柱形长卷，是艾灸时的常用工具。一般中药店有艾条成品出售。艾条操作简便，使用后皮肤不起灸疱，患者无痛苦，还可以自己施灸，故艾条的应用比较广泛。

艾条选择方法

形	好的艾条整体比较结实。如果艾条松软，可能是工艺不过关、艾叶质量不好或使用了新艾
火	艾条火力柔和、不刚烈，弹掉艾灰，看上去是红透的样子。把艾条点燃，将手掌离艾灸头2厘米左右试试火力，应该感受到热气，而不是火苗的烧灼感。

根据艾灸用到的燃烧材质不同，可分为艾灸和雷火灸。（如果没有特殊的说明，我们通常说的艾灸，就是指纯艾叶的艾灸。）

雷火灸是以经络学说为理论基础，以现代医学为依据，采用纯中药配方，在古代雷火神灸实按灸的基础上，改变其用法与配方，创新发展而成的治疗方法。雷火灸利用药物燃烧时的热量，通过悬灸的方法刺激相关穴位，激发经络之气，使局部皮肤的毛孔开放，药力透达体内，从而起到疏经活络、活血通窍、改善周围组织血液循环的作用。根据患者不同的症状，雷火灸所用的艾条中加入的中药也不同。

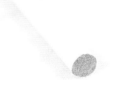
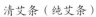

清艾条（纯艾条）

艾绒中加入中药

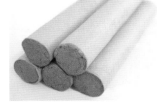

成品雷火灸艾条

小贴士

艾条的好坏可以这样判断：质量好的艾条外观整洁，包装紧实，点燃的部分呈红透的燃火状，火力柔和，用手掌试火力，有热气熏烤的感觉，渗透力大、灸感强、疗效好；质量不好的艾条包装松软，用手掌试火时皮肤有烧灼感。

【巧妙运用艾灸工具】

除了清艾条温和灸之外，很多时候我都推荐患者使用艾灸工具，有些艾灸工具是我发明的，有些是古代流传下来的。自制艾灸工具可以就地取材，不仅经济实惠，更重要的是可以根据我们的需要制作。如果说艾灸使治病变得简单，那么我觉得艾灸工具又把艾灸变得简单。

艾灸工具分很多类型，市面有卖艾灸盒、艾灸罐、眼部温灸器等，我自己也自制了一些方便艾灸的小工具。

艾灸盒

艾灸盒分单眼、双眼、三眼、四眼等多种形状。一般情况下，单眼艾灸盒用在关节及颈部等部位，多眼艾灸盒用在腰背部和腹部。

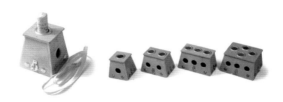

艾灸盒

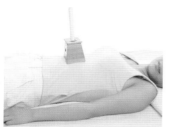

单眼艾灸盒

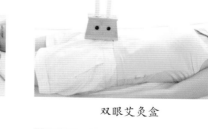

双眼艾灸盒

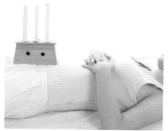

三眼艾灸盒

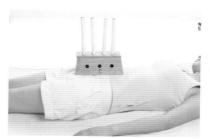

四眼长艾灸盒

艾灸罐

艾灸罐是我比较喜欢用的一种艾灸工具，它作用时间长、烟少，可用于身体各部位的施灸。我们可以用小纸盒自制一款艾灸罐。

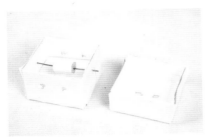

步骤1　铁丝穿过小盒固定艾炷

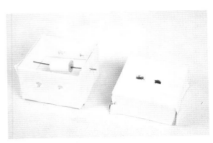

步骤2　在小盒上下及前后侧打眼

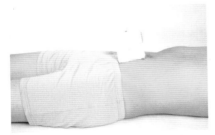

步骤3　将小盒上下两部分用胶带固定

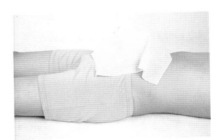

步骤4　用布料包裹艾灸罐灸

*为了让读者更直观地了解艾灸罐的使用方法，本书中真人演示的操作照片均未用毛巾包裹艾灸罐。读者进行艾灸时，可根据自身需要，在艾灸罐外包一层毛巾，以免烫伤。

总之，怎么方便灸就怎么来放艾灸罐。市面上也有卖那种可以把几个艾灸罐固定在一起的器具，使用起来也很方便。

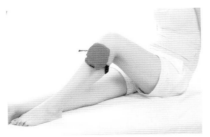

艾灸罐灸足三里穴

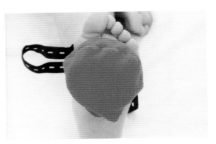

艾灸罐灸涌泉穴

【灵活掌握艾灸技巧】

艾灸对于常见病的疗效非常好，但是说到底艾灸是一种治疗方法，既然是方法，实施过程中的一些细节就对艾灸的疗效有一定的影响。在进行艾灸的过程中注意以下几个方面，会让艾灸功效加倍。

很多人反馈说艾灸效果不好，不是因为灸法的操作不当，而是人们不太注意的一些小细节影响了疗效。

我把这些注意事项列在下面，希望读者在进行艾灸之前能好好看看。

艾灸注意事项及原因详解表

注意事项	原　因
选好施灸的材料	要注重施灸材料的质量，艾绒的好坏决定治疗效果。一般直接灸一定要用极好的艾绒，效果才好；如果是隔姜灸或隔蒜灸，那么一定要用新姜、鲜蒜，效果才会好
艾灸前后各喝一杯水	艾灸前最好喝一杯温水，水温应高于体温。艾灸后最好补充一杯热水，水温在60℃左右，稍稍有点烫嘴的温度。这样可以缓解艾灸期间的口渴，也能平和人的情绪
忌喝冷水、吃冷饭及接触冷水	在艾灸的时候或艾灸的整个疗程期间，我们最忌讳喝冷水、吃凉饭，这样做如同给艾灸撤火，不利于治疗疾病。艾灸后如果想马上洗手，水温需在50℃左右
施灸有先后顺序，最好不要颠倒	《千金方》记载："凡灸当先阳后阴……先上后下。"这里说的正是施灸的顺序。如果上下前后都有配穴，应先灸阳经，后灸阴经；先灸上部，后灸下部。也就是先背部，后胸腹；先头身，后四肢，依次进行。取其从阳引阴而无亢盛之弊，所以不可颠倒乱灸。如果不讲次序，先灸四肢，后灸头面，往往会出现面热、咽干、口燥等不舒服的感觉。即便无此反应，也应当从上往下灸，这也和针刺取穴一样，次序不乱，才不易漏穴
要循序渐进，不能急功近利	施灸时间长短，应该是循序渐进的，施灸的穴位也应该是由少至多的，热度也是逐渐加大的。一般在早上或下午施灸较好，白天没有时间艾灸的人也可以晚上灸。失眠病人临睡前施灸有助于睡眠

第一章　女人需『热』养，有『艾』才更美

注意事项	原　因
艾灸之后，最好隔半小时洗澡	艾灸20～30分钟后，经络基本处于灸后的休整状态，灸后的热度也逐渐消退，此时再用热水洗澡会感觉很舒服
以治疗不孕不育为目的的艾灸，灸后不宜马上同房	艾灸后，子宫和输卵管内的温度较高，不利于精子的存活。最好灸后间隔1天再同房，这个时候，子宫和输卵管的环境已经适合精子的存活。当然这些也是因人而异的。有的男性精子成活率很高，往往环境不利也能生根发芽，而有的人精子质量不高，即使内环境再好也无法存活
施灸时出现反应不要惊慌但要留心	艾灸期间出现发热、口渴、上火、皮肤瘙痒、起红疹、疲倦、便秘、尿黄、出汗、牙痛、耳鸣、阴道不规则流血、全身不适等症状，一般不用惊慌，继续艾灸，这些症状就会消失。这个时候可以艾灸足三里穴引火下行，还可以多喝水，必要时停灸或隔天艾灸，症状很快就会消失
灸后风寒须谨避，七情莫过，慎起居，切忌生冷醇厚味，唯食素淡最适宜	大悲、大喜、大怒等不稳定情绪时艾灸，效果会打折扣。太饥、太饱都不适合艾灸，尤其是患有胃肠疾病的人，更应该注意这些
切忌边灸边吃	一是有时很难判断食物的寒温属性，艾灸过程中应忌寒性食物。二是边吃边灸，对胃气是一个挑战，特别是有胃肠疾病的人千万不要在施灸的时候吃东西
注意体位、穴位的准确性	体位一方面要适合艾灸的需要，同时要注意体位舒适、自然，要根据处方找准部位、穴位，以保证艾灸的效果
防止感染	化脓灸或因施灸不当，局部烫伤可能起疮，产生灸疮，一定不要让疮破溃。如果已经破溃感染，要及时使用消毒、消炎药

小贴士

　　艾灸时要集中精神，选择艾灸疗法之后要耐心学习，并长期坚持，才能保证效果。施灸时一定要注意防止点燃的部分脱落，艾灸结束后应及时、彻底熄灭火源。

【热、酸、胀、麻、重、痛、冷等是艾灸的灸感】

艾灸可以打通人体阻塞的经脉，用阳气滋润虚弱的脏腑。气血充足了，正气才能对抗病邪，而且通经络、补阳气不仅能治病，还能提早发现疾病。用过针灸疗法的人可能有这样的体会，如果取穴准确、到位，有的人会有很强的针感——酸、麻、胀、重。艾灸也具有灸感的传导。

我在环跳穴扎针时，就有病人说："哎呀，这针像一股电流，一下子就通到了脚底。"艾灸也是这样，具有灸感的传导。

七种灸感

1	透热，灸热从施灸点皮肤表面直接向深部组织穿透，甚至直达脏腑
2	扩热，灸热以施灸点为中心向周围扩散
3	传热，灸热从施灸点开始循经络向远部传导，甚至直达病灶
4	局部不热（或微热）而远部热，也就是施灸部位不热（或微热），而远离施灸部位感觉很热
5	表面不热（或微热），而皮肤下深部组织甚至胸腹腔内感觉很热
6	施灸（悬灸）部位或远离施灸部位产生其他非热感觉，例如酸、胀、麻、重、痛、冷等
7	灸感传导之处，病症随之缓解，施灸部位产生的热、胀、痛等感觉发生深透远传，所到之处病症随之缓解

以上这些都是灸感。我们最期待出现的当然是第六种和第七种感觉，这说明艾灸的纯阳之气沿着经络传导了。根据我的经验，灸感的强弱一般代表了经络阻塞的程度。有灸感、灸感强，说明自身的经络通畅，作用立竿见影，见效快；不过没有灸感也不是没有效果，而是表示经络中邪气瘀积严重，需要一点时间开瘀散阻，产生疗效慢一些。

灸感的传导也可以认为是寻病的一种方式。哪条经络不通，病邪就在哪条经络里潜伏着。可以说，灸感是检验经络通畅程度的试金石，它寻的是经络的病，而不是脏腑的病。我要说明一点：这个经络不仅是十二正经，也包括奇经八脉。

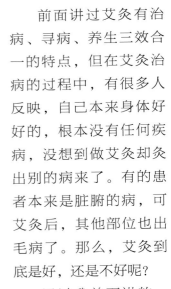

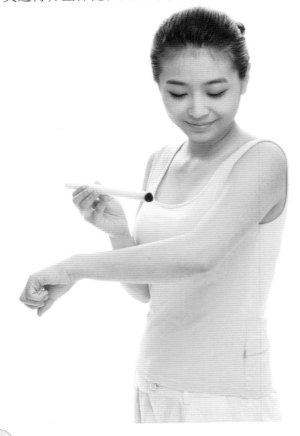

【处理灸后反应的方法】

艾灸是利用人体的正气来对抗病邪，鼓动体内的正气与病邪之气交战，把邪气赶出去。但有些人在实施艾灸的过程中也会出现一些问题，比如，有的肝病患者在治疗中出现失眠、情绪起伏、易怒等反应；有的风湿患者艾灸后全身发冷，又打喷嚏，又流鼻涕，好像是患了感冒。其实，这些现象都是病邪从人体内被排出来的表现。

艾灸的疗效十分神奇，艾灸疗法的适用范围非常广泛。在中国古代，艾灸是治疗疾病的重要手段，它有温阳补气、温经通络、消瘀散结、补中益气的作用，广泛地应用于内科、外科、妇科、儿科、五官科等各种疾病中。

此外，艾灸还具有奇特的养生保健作用，用灸法预防疾病、延年益寿，在我国已有数千年的历史。《庄子》中记载圣人孔子"无病而自灸"，用艾灸进行养生保健。肿瘤专家做过艾灸防癌研究，明确指出艾灸能使皮肤的抗癌作用得到活化。

前面讲过艾灸有治病、寻病、养生三效合一的特点，但在艾灸治病的过程中，有很多人反映，自己本来身体好好的，根本没有任何疾病，没想到做艾灸却灸出别的病来了。有的患者本来是脏腑的病，可艾灸后，其他部位也出毛病了。那么，艾灸到底是好，还是不好呢？

通过我前面讲的，大家已经知道了艾灸对寒邪、气滞和元阳虚引起的疾病有很好的治疗效果。那么，既然艾灸能治病，就是一种好疗法，为什么还会引起其他的疾病呢？是不是我们的操作不当？当然不是，我们的方法都很正确。但大家都忘了一个重要的中医理论——人是一个统一的整体，穴位是纵行人体之上经络的点，刺激任何一个部位都可以引起人体全身的反应，刺激穴位也能引起穴位所对应经络的反应，本条经络上的脏腑有病变，正气就会与该脏腑的病邪抗争，这时疾病就表现出来了。其实该脏腑原本就有病变，只是病邪还在潜伏着，继续艾灸，疾病也就治愈了。这其实就是经络"排病"作用的表现。我把这些反应归入下表，以方便大家查询。

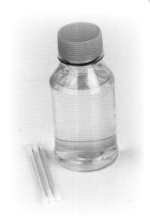

排病反应的症状查询表

类　型	典型症状	伴随症状
排风寒	从头顶、四肢末梢往外冒冷气，甚至全身或半身发冷，多穿不暖，但体温正常	打喷嚏、流涕，浑身肌肉、关节酸痛
排郁气	以情绪变化为主，如烦躁易怒、悲伤或委屈易哭等	多伴有呃逆、肛门排气等
排痰湿	咳痰、呕吐；腹痛、腹泻、水样稀便或黏液样便	头面四肢水肿或半侧身体水肿，乃至全身水肿；排尿困难或小便频数，尿液浑浊，气味刺鼻；局部或全身冷汗
排火毒	多疮疡、痈肿、发热，类似湿疹伴奇痒	排便火烫、灼热等
排血瘀	在胃肠则大便深褐色或酱黑色，在心肺则痰中带血丝、血块，在胞宫则女性经血中有组织包块	体表发青，皮下有固定不动的肿块，口唇、指甲青紫

中医是利用人体的正气来对抗病邪，体内的正气和邪气交战，把邪气赶出去，这才有了"排病"的说法，所以排病反应是好的，是有正面意义的。病邪不会老老实实地等着正气把它们消灭，它们会在经络里到处跑，所以治这儿的病，病邪可能在别处跑出来。这是病邪找到了一个出口，我们看不见的"病"从那里被排出来了。

艾灸后也有很多病人出现发热的症状。发热属于全身的综合性反应，多在自身康复机能完全发挥作用后出现，表示气血旺盛，体质增强，而非感染或炎症的表现。病人一般是高热，体温在39～40℃，持续时间为一个星期左右。少数低热患者，体温在37.5～38℃，反应持续十几天，甚至一两个月。出现发热反应时，可以用酒精擦身等物理方法降温，最好不要用药物降温。如果高热3天不退，可以用放血、刮痧等中医手法来缓解，同时可用糖水、盐水补液，防止脱水。

艾灸时容易出现的其他反应

我们在艾灸时还可能出现一些正常反应，下面我教大家如何应对。

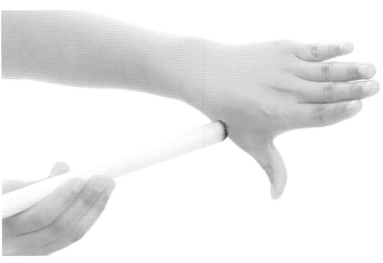

艾灸后皮肤潮红

皮肤潮红

艾灸时，由于热力的作用，会使局部的毛细血管扩张，刺激血液流动，因此会出现皮肤潮红的现象。治疗很多疾病时，艾灸至少要达到这样的效果。

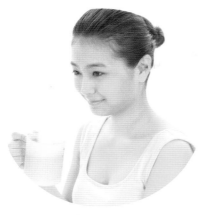
灸后补水

【 口渴

　　很多人艾灸之后会口渴，这是正常的现象。艾灸后可以喝红糖水或温开水，但不要喝菊花茶等寒凉性质的饮料，否则会影响艾灸的效果。

【 灸感传导

　　施灸部位或远离施灸部位会产生其他感觉。

【 灸疮

　　灸疮是艾灸的特征性表现，艾灸后出现灸疮表明艾灸施治初具疗效。出现灸疮期间也要坚持温和灸，让艾灸效力持续，否则会出现病情反复。

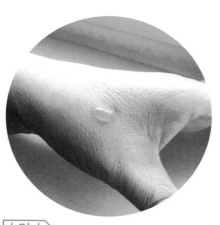

【 灸疱

　　灸疱是灸疮的前一个阶段，多见于化脓灸。

> 小贴士

　　灸疮的处理：停止艾灸或对着灸疮灸；注意对灸疮的保护；将灸疮局部消毒后挑破。
　　灸疮的处理：灸疮溃发后，每天在灸疮周围用75%的乙醇消毒，用干棉球吸干表面脓液。不可以清理脓苔，否则不但引起灸疮疼痛，还会阻碍脓液外渗。灸疮期间应坚持温和灸，使创面干燥、早日结痂，也可使艾灸效力持续。

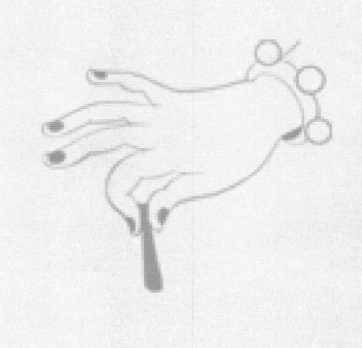

第二章

五脏六腑需调养，不生病的智慧在『艾』里

中医学把人体内在的重要脏器分为脏和腑两大类。

五脏包括心、肝、脾、肺、肾，六腑包括胃、小肠、大肠、胆、膀胱、三焦。有关脏腑的理论称为『藏象』学说。藏，通『脏』，指藏于内的内脏；象，是征象或形象。内脏虽存于体内，但其生理、病理方面的变化，都有征象表现在外。通过艾灸调养五脏六腑，也是一种简单有效的调养方法。

【调理脾胃，保养精气】

脾胃为后天之本，所以说，脾胃功能的强健，是保养精气的关键。脾胃起的作用是非常重要的，直接关系到我们是否有足够的能量来生活、工作。调养脾胃的根本是合理饮食，艾灸适当的穴位也可起到增强脾胃功能的作用。

选穴

施灸部位

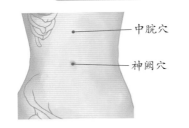
中脘穴
神阙穴

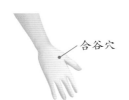
合谷穴

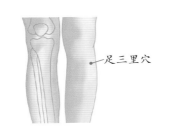
足三里穴

【 快速定位

中脘穴： 位于人体腹部上方，前正中线上，脐中上4寸。

神阙穴： 肚脐中央即神阙穴。

合谷穴： 在手背，第1、第2掌骨之间，当第2掌骨桡侧中点。

足三里穴： 在小腿前外侧，当犊鼻下3寸，胫骨前嵴外侧旁开1寸。

【 取穴依据

足三里穴能够调理全身气血不和或阳气虚衰引起的病症，尤其可调理胃经气血不和。经常艾灸足三里穴，可健脾益胃，促进消化吸收；神阙穴为任脉之要穴，具有温阳益气、补肾健脾之功；中脘穴为强壮要穴，具有健脾益胃、培补后天的作用；"合谷"意指大肠经气血汇聚于此并形成强盛的水湿风气，可以治疗手阳明大肠经上的大多数疾病。

施灸办法

1 用艾灸罐温和灸中脘穴10~15分钟。

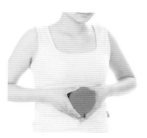

2 用隔姜灸法，灸神阙穴，每次灸5~10壮。

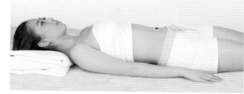

3 用艾条温和灸合谷穴10~15分钟。

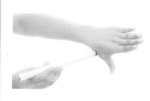

4 用艾条温和灸足三里穴15~20分钟。

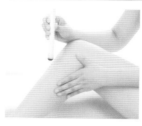

其他疗法

【 按摩 】

1 用拇指指尖用力点压足三里穴3~5分钟，力度以产生酸痛为度，每天3~5次。

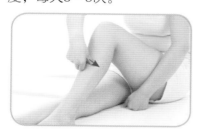

2 拇指向下按压中脘穴约30秒，然后顺时针方向按揉约2分钟，以局部有酸胀感为佳。

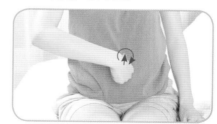

> 🍃 **读者反馈**
>
> 　　我以前特别容易腹泻，家离医院非常远，不方便去医院检查，虽然家人都说腹泻不是大问题，但我却怀疑自己患了肠炎。自从听说了艾灸，我就开始为自己艾灸，已经三年多了，现在肠胃健康很多，感觉比以前舒服。有一次，由于自己嘴馋，吃了辣椒，之后一直担心自己会腹泻，但是事实上并没有腹泻的症状，只是稍微有些胃疼，我把微烟艾条掰成两半，一起艾灸中脘穴，灸了近1个小时，胃就不疼了。艾灸肚子的穴位是最方便的，每次艾灸我都尽量灸完两条微烟艾条，一次艾灸大约需要两个小时。现在我的肠胃好，正气足，抵抗力强。这都多亏了单阿姨的好方法。

【补肾健体，强肾生精】

　　肾为先天之本，肾在人体生长发育及生殖中发挥着重要的作用。肾气充盛，人体的阴阳气血才得以平衡。人体以阳气为基础，阳气盛，人亦可健康长寿。艾灸可温补肾气，振奋阳气。气血充盈，身体强健，则人的精、气、神俱在。

选穴

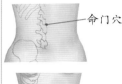
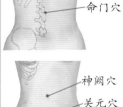
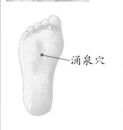

施灸部位

命门穴
神阙穴
关元穴
涌泉穴

【 快速定位 】

命门穴： 人体后正中线上，第2腰椎棘突下凹陷中。

神阙穴： 肚脐中央即神阙穴。

关元穴： 在下腹部，前正中线上，当脐下3寸处。

涌泉穴： 足底前1/3处可见有一凹陷，按压有酸痛感。

【 取穴依据 】

　　神阙穴为任脉之要穴，具有温阳益气、补肾健脾之功；关元穴为任脉之穴，为一身元气所在，为生化之源，男子藏精、女子藏血之处；命门穴，具有补肾壮阳之功效，可以缓解很多阳虚症状，如女性手脚冰凉，老年人关节怕冷，男性尿频、尿急等；涌泉穴为肾经经脉的第一穴，它联通肾经的体内、体表经脉。

施灸办法

1 用艾条灸命门穴，每次10～20分钟，隔日1次。

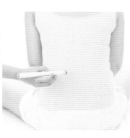

2 隔姜灸神阙穴，每次灸7～15壮。

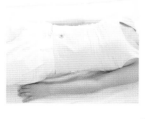

3 艾条温和灸关元穴10～20分钟，隔日1次。

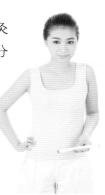

4 用艾灸罐灸涌泉穴，每次15分钟，每日1次。

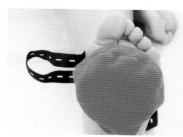

其他疗法

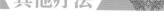

按摩

1 取俯卧位，按摩者双手搓热后，覆于被按摩者两侧肾俞穴处，轻轻按揉2～3分钟，拍打两侧肾俞穴100次，每日2～3次。

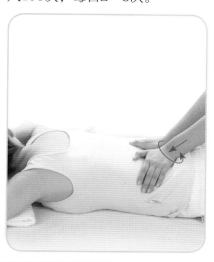

2 用掌根部快速揉搓涌泉穴3～5分钟，以产生潮热感为宜，每日2次，早晚施行。

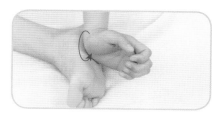

3 拇指点压太溪穴1分钟，然后按揉2分钟，以局部有酸胀感为宜。

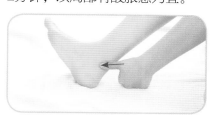

💬 读者反馈

　　我要特别感谢单阿姨！我用单阿姨教的艾灸方法治好了老公的精子活动能力低下，只灸了半个月，再去检查，精子活力就提高了，已经可以备孕了。这期间，老公除了叶酸以外什么都没吃，就是靠艾灸！无法想象！这简直就是奇迹！

【养心安神，调养心脏】

　　很多人都有过胸闷的经历，感觉胸口好像堵着一口气，闷闷的很难受。这说明我们的心脏功能可能出现了问题。心脏是人体中最重要的器官之一，它负责把血液推送到全身各个组织，任务重大。艾灸不仅可以保护心脏，而且可以有效缓解心脏的各种不适症状，需要坚持，才能有明显改善。

▌选穴

施灸部位

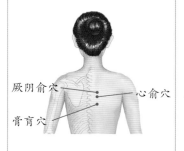
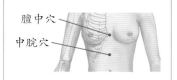
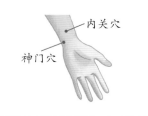

▍快速定位

厥阴俞穴： 第4胸椎棘突下，旁开1.5寸处。

心俞穴： 第5胸椎棘突下，旁开1.5寸。

膏肓穴： 该穴位于背部，当第4胸椎棘突下，旁开3寸。

膻中穴： 在胸部前正中线上，平第4肋间，两乳头连线之中点。

中脘穴： 位于人体腹部上方，前正中线上，脐中上4寸。

内关穴： 在前臂掌侧，当曲泽与大陵的连线上，腕横纹上2寸，掌长肌腱与桡侧腕屈肌腱之间。

神门穴： 位于腕部，腕掌侧横纹尺侧端，尺侧腕屈肌腱的桡侧凹陷处。

▍取穴依据

　　心俞穴具有理气宽胸、安神通络、温肾固摄的功效；厥阴俞穴可理气宽胸；膏肓穴可养心滋肾；膻中穴可以养心通脉；中脘穴为强壮要穴，具有健脾益胃、培补后天的作用，对肠胃、心血管系统等有良好的调节作用；内关穴可以养心安神；神门穴可养心安神、理气止血。

▌施灸办法

腹部和背部的穴位灸30～60分钟，肢体灸10～20分钟。也可以每天选其中的几个穴位艾灸。

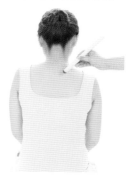
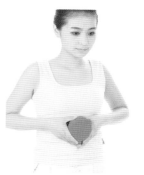
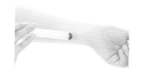

▌其他疗法

▌头部按摩

特效穴位： 百会穴、印堂穴、神庭穴。

穴位位置： 百会穴位于头顶中央，后发际正中直上7寸。印堂穴位于两眉中间。神庭穴位于人体的头部，当前发际正中直上0.5寸左右，感觉有个凹下去的地方。

按摩方法： 用手指分别按揉百会穴、印堂穴、神庭穴，顺时针及逆时针方向各按揉2～3分钟，力度适中，以有酸胀感为宜。

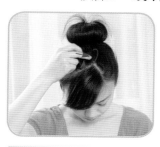
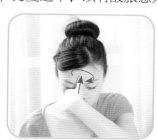
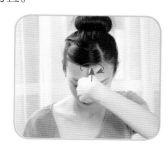

> 🍃 读者反馈·
>
> 　　我是一位68岁的老人，2011年5月开始出现心脑供血不足的症状，从此开始每天艾灸。我一般灸三处：灸胸部任脉，包括左胸前，重点灸膻中穴；灸背部督脉，重点灸心俞穴、厥阴俞穴；每天灸内关穴及心包经。我一直坚持艾灸，直到今年冬天，以前身体难受的现象没有了，还节约了几千元的药费。我要感谢单桂敏医生的书和博客。我还要继续坚持灸下去。经常看单医生的博客和留言，一定会有收获。

【疏肝利胆，艾灸调理】

　　肝脏是人体的化工厂，负责各种有毒物质的分解、营养物质的代谢、激素的合成等重要工作。如果肝脏出现了问题，首先我们感觉到的就是疲惫，常常上午刚过就会浑身无力、犯困。

▌选穴

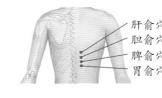
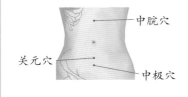
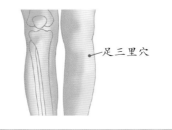

施灸部位

肝俞穴
胆俞穴
脾俞穴
胃俞穴

中脘穴

关元穴
中极穴

足三里穴

【 快速定位

肝俞穴: 第9胸椎棘突下，旁开1.5寸处。

胆俞穴: 第10胸椎棘突下，旁开1.5寸处。

脾俞穴: 第11胸椎棘突下，旁开1.5寸处。

胃俞穴: 第12胸椎棘突下，旁开1.5寸处。

中脘穴: 位于人体腹部上方，前正中线上，脐中上4寸。

关元穴: 在下腹部，前正中线上，当脐下3寸处。

中极穴: 位于下腹部，前正中线上，当脐中下4寸处。

足三里穴: 在小腿前外侧，当犊鼻下3寸，胫骨前嵴外侧旁开1寸。

【 取穴依据

　　中脘穴为强壮要穴，具有健脾益胃、培补后天的作用，为养生保健要穴；关元穴具有培元固本、补益下焦之功，凡元气亏损均可使用；中极穴具有温中补虚的作用；足三里穴能够调节全身气血不和或阳气虚衰引起的病症；肝俞穴具有疏肝明目、清热利胆、理气祛痰的作用；胆俞穴可疏肝利胆、清热化湿、通络止痛；脾俞穴不仅可以健脾和胃，还可以疏肝解郁；胃俞穴有和胃健脾、调中降逆、通络止痛的功效。

施灸办法

1 每个星期艾灸3~4次，每次艾灸的时间在1个小时左右，肝俞穴、胆俞穴、脾俞穴、胃俞穴各艾灸30~40分钟。

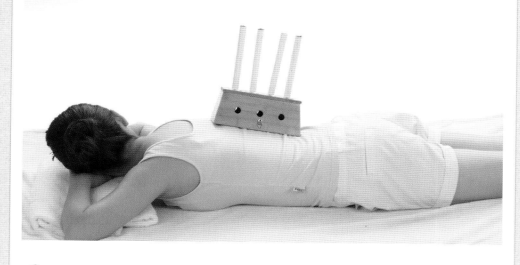

2 每个星期艾灸3~4次，每次艾灸的时间在1个小时左右，中脘穴、关元穴、中极穴各艾灸30~40分钟。

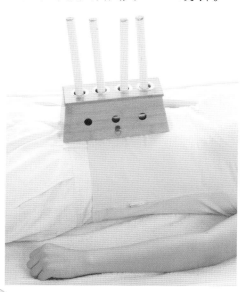

3 艾灸足三里穴40分钟。

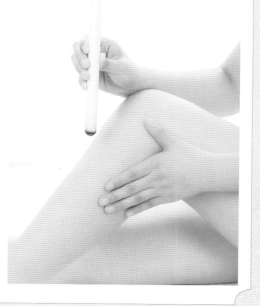

其他疗法

足底按摩

1 按肾脏、输尿管、膀胱反射区的顺序按摩基本反射区，每次4秒，重复3次。

2 为提高肝脏的自愈力，可以用画圆的手法推按肝、胆反射区，之后用指腹点按10秒，反复3次。

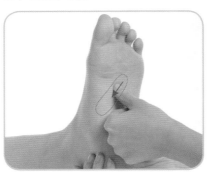

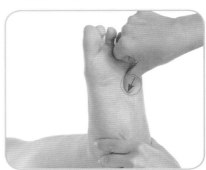

3 用双手握住足背，像掰苹果一样用拇指的指腹分推足背，按摩2分钟。

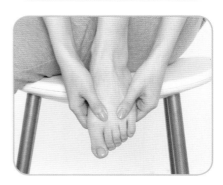

小贴士

《扁鹊心书》云："人于无病时常灸，虽未得长生，亦可保百余年寿矣。"由于灸能益气温阳，而人身的阳气有"卫外而为固"的作用，中医有名句："正气存内，邪不可干。"就是说若能使我们人体内的阳气保持常盛，正气充足，则病邪不易侵犯，身体就会健康。

读者反馈

我是肝硬化腹水患者，从2009年开始，几乎每天做艾灸，一直坚持艾灸到现在。和我一起住院的几位患者，已经在几年前相继离开了人世，而坚持艾灸的我，生活自理，体重一直保持在原来的水平，吃饭、干活都很正常。医生说我简直就是一个奇迹，他还以为我吃了其他有效的药物呢。所以，坚持艾灸真是一个既简单方便又实用有效的方法。

【补气排浊，润肺化痰】

肺主一身之气，主管呼吸运动，是体内外清浊之气交换的场所。通过有节律的、不间断的一呼一吸，可调节全身之气的运行，促进水液的输布与排泄。全身血液通过血脉汇聚于肺，进行清浊转化。

▌选穴

施灸部位

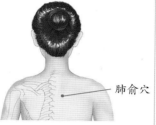
肺俞穴

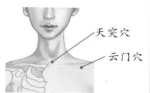
天突穴
云门穴

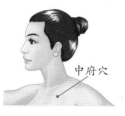
中府穴

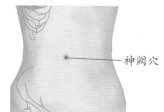
神阙穴

【 快速定位

肺俞穴：第3胸椎棘突下，旁开1.5寸处。

天突穴：前正中线上，胸骨上窝中央处即天突穴。

云门穴：位于胸部，锁骨下窝凹陷中，肩胛骨喙突内缘，前正中线旁开6寸。

中府穴：位于胸部，横平第1肋间隙，锁骨下窝外侧，前正中线旁开6寸。

神阙穴：肚脐中央即神阙穴。

【 取穴依据

肺俞穴为肺之背俞穴，具有解表宣肺、清热理气的作用；天突穴具有止咳化痰、理气平喘、清热利咽、降逆解郁之功效；中府穴可以清肺止咳、泄热平喘、通络止痛；云门穴可益气清肺、止咳平喘、泄热通络；神阙穴为任脉之要穴，具有温阳益气、补肾健脾、延年益寿之功效。

施灸办法

1 温和灸肺俞穴，每次灸20分钟左右。

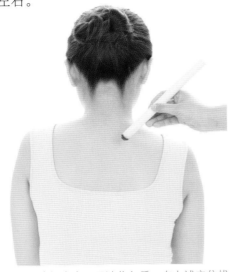

*若患有肺部疾病，可以艾灸后，在上述穴位拔罐，以加强疗效。

2 温和灸天突穴，每次灸20分钟左右。

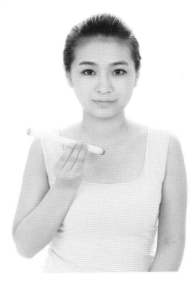

3 温和灸中府穴、云门穴，每次每穴灸20分钟左右。

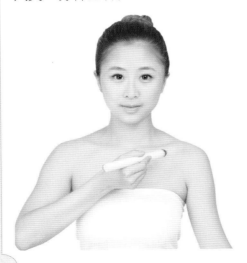

4 温和灸神阙穴，每次灸20分钟左右。

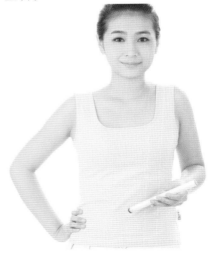

其他疗法

按摩

1 用拇指按于另一手大鱼际穴，按揉2分钟，以出现酸胀感并向上窜为宜。

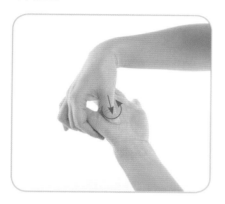

2 掌心向上，腕横纹外侧摸到脉搏，脉搏外侧即太渊穴。拇指按压太渊穴约2分钟，到感觉酸胀为止，左右手交替进行。

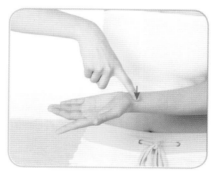

3 将拇指伸直，用另一手拇指弯曲掐按该手拇指甲角边缘处的少商穴30秒，之后放松10秒，反复做10余次，左右手交替进行。

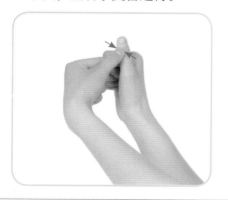

4 施术者用双手拇指指腹按揉被按摩者背部的第3胸椎棘突下，旁开1.5寸处。双侧肺俞穴2分钟，揉至局部发热为度。

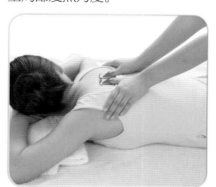

> **读者反馈**
>
> 　　我患有心脏病很长时间，之前一直有咳嗽的症状，看了不少中医、西医，但一直不知病因，后来经人介绍开始艾灸。我经常打开单老师的博客学着艾灸，灸完两盒艾条时咳嗽的症状消失了。单老师的博客帮助了很多人。艾灸对咳嗽有着非常好的效果。

【调理肝脾，涩肠止痛】

小肠位于人体腹部，上端与胃相接，下端与大肠相连。大肠位于人体腹部，上端与小肠相连，下端与肛门相接。小肠可消化吸收食物中的部分营养物质。大肠的主要功能为传导食物残渣。大肠的传导变化作用是胃的降浊功能的延伸，且与脾的升清、肺的宣降以及肾的气化功能密切相关。适当艾灸肠道，可使肠道吸收精微、传化糟粕的功能增强。

选穴

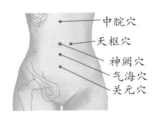

施灸部位

中脘穴
天枢穴
神阙穴
气海穴
关元穴

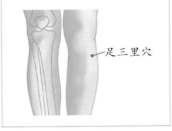

足三里穴

【 快速定位 】

中脘穴： 位于人体腹部上方，前正中线上，脐中上4寸。

天枢穴： 位于人体中腹部，脐旁开2寸。

神阙穴： 肚脐中央即神阙穴。

气海穴： 在下腹部，前正中线上，当脐下1.5寸处。

关元穴： 在下腹部，前正中线上，当脐下3寸处。

足三里穴： 在小腿前外侧，当犊鼻下3寸，胫骨前嵴外侧旁开1寸。

【 取穴依据 】

关元穴，可以壮元阳、固虚脱、培补元气、延年益寿；气海穴，可以升发阳气、回阳益阴、抗衰防疾。关元穴和气海穴为养生灸的基础穴位，因为它们是补元阳的穴位，就像给生命之火加了一把柴。足三里穴能够调节全身气血不和或因阳气虚衰引起的病症，尤其可调节胃经气血不和，经常艾灸足三里，可健脾益胃，促进消化吸收。神阙穴为任脉之要穴，具有温阳益气、补肾健脾之功。中脘穴为强壮要穴，具有健脾益胃、培补后天的作用，可促进肠道蠕动、增强胃动力，治疗腹胀、肠鸣、痛经、肾炎等。

▌施灸办法

1 温和灸神阙穴、关元穴、气海穴，每次灸15~20分钟。

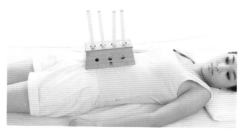

2 温和灸足三里穴，每次灸15~20分钟。

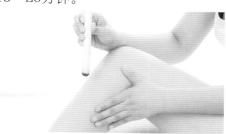

▌其他疗法

▌刮痧

1 在需要刮痧的部位涂抹刮痧油，用刮痧板刮拭从天突穴到膻中穴部位。

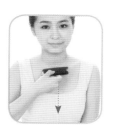

2 刮拭大椎穴、天柱穴、肾俞穴。

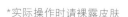

*实际操作时请裸露皮肤

3 再刮拭曲池穴、孔最穴。

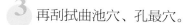
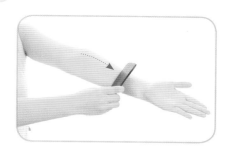

用这种方法可以很快泻火，给病邪出处。上述方法主要作用是疏风解表、清热解毒。

读者反馈

我非常幸运地看到了单老师的博客，单老师助人为乐的精神让我非常感动，同时也让我对生活有了新的希望。我患有慢性横结肠和直肠炎，我是按照单老师视频中教的方法，开始给自己艾灸的，之前一共艾灸了11天，让我最开心的是我的排便情况已经改善了，排出的粪便已经成形。但是随之又出现了咽喉干、上颚干痒的症状，扁桃体也开始疼痛，变成暗红色了，并出现了耳鸣的症状。单老师告诉我这是艾灸反应，让我坚持做。我认为艾灸真的是太神奇了，艾灸提高了我们身体强大的防御功能。谢谢艾灸，谢谢单老师！

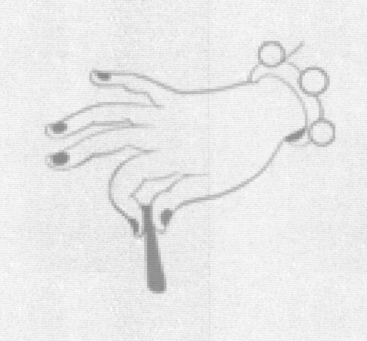

【第三章】

面子问题真不少，用『艾』统统都赶跑

爱美是女人的天性，『面子』问题大于一切！五脏六腑虽然在我们的身体里，但和『面子』有着互为表里的关系。脏腑出了问题，『面子』也会不好看，白雪公主也会变成『黄脸婆』。艾灸可以提升体内正气及元气，内调外养，不好看的『面子』都可以改变，让人由内而外地变漂亮，使女人们更自信、更精神。

【美丽容颜，从养肺开始】

　　中医认为，肺主皮毛，说明肺和皮肤、毛发关系密切，如果肺被外邪占据，气血的滋养不足，皮毛也会随之受到影响，所以美容首先要养肺。水湿是女人的大敌，会让人的身体臃肿，失去曲线。排出水湿对体形的改变最明显。

▌选穴

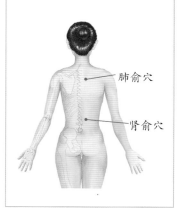

施灸部位

肺俞穴
肾俞穴

【快速定位

肺俞穴： 第3胸椎棘突下，旁开1.5寸处。
肾俞穴： 在第2腰椎棘突下，旁开1.5寸处。

【取穴依据

　　肺俞穴的作用是把肺脏的湿热水气外输到膀胱经，肾俞穴的作用是把肾脏的寒湿水气外输到膀胱经。排水湿对体形的改变是很有帮助的。

▌施灸办法

　　肺俞穴、肾俞穴温和灸，每次每穴15分钟，贵在坚持。

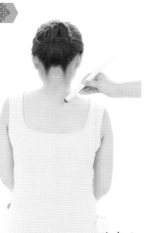

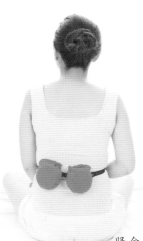

肺俞穴　　　　　　　　　　　肾俞穴

其他疗法

足底按摩

1 拇指从外侧向内侧推肺反射区2分钟。

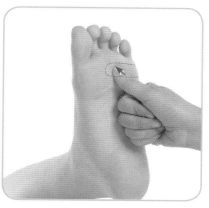

2 拇指向心方向推位于双脚脚跟的生殖腺反射区10次以上。

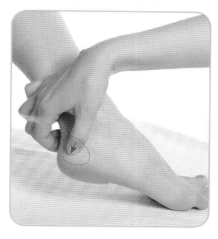

3 用手指指腹或按摩棒自足跟向脚踝推按子宫（前列腺）反射区。

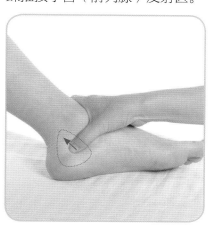

4 屈示指点肾反射区3分钟。

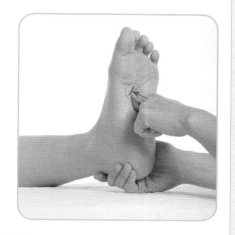

> **网友体验**
>
> 　　偶然接触到艾灸，感觉很舒服，又在网上浏览了单桂敏老师的博客，感觉艾灸比较适合我，于是艾灸至今，受益匪浅。很久没见的朋友见了我都说我简直是换了一个人，年轻了、漂亮了。

第三章 面子问题真不少，用『艾』统统都赶跑

【脾胃调和，减轻肥胖】

　　肥胖是指体内脂肪尤其是甘油三酯积聚过多而导致的一种机体异常状态。由于食物摄入过多或机体的代谢功能异常导致体内脂肪积聚过多，造成体内脂肪层增厚、体重过度增长，继而引起人体一系列的生理、病理改变。不少患者在用艾灸治疗其他疾病时，发现体重减轻、赘肉消失，这说明通过艾灸，可以补正气、调脾胃，艾灸减肥是很有效的。

▌选穴

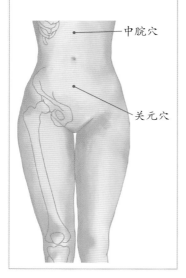

施灸部位

中脘穴

关元穴

【 快速定位

中脘穴： 位于人体腹部上方，前正中线上，脐中上4寸。

关元穴： 在下腹部，前正中线上，当脐下3寸处。

【 取穴依据

　　中脘穴是一个调治脾胃疾患的通用穴位，而肥胖就是脾胃不调惹的祸。中医认为，肥胖是由于经络失控及脾胃等脏腑功能失调，导致机体内的废弃物和脂肪无法正常代谢，大量蓄积在体内造成的。关元穴能培元固本、增强脾胃功能，从根本上消除了病因，而艾灸的热力有助于脂肪的燃烧。

▌施灸办法

　　中脘穴、关元穴及肥胖的部位用艾灸罐灸，每次每穴灸40分钟，每日1次，坚持灸3个月以上。

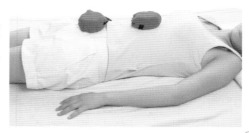

其他疗法

【 刮痧疗法 】

1 先刮背部肾俞穴，由上至下，至皮肤发红、皮下有紫色痧痕形成为止。

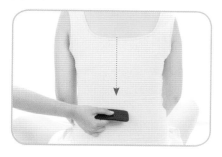

2 再沿腹部正中线刮拭，从中脘穴到关元穴，一次到位，中间不宜停顿，至皮肤发红、皮下有紫色痧痕形成为止。

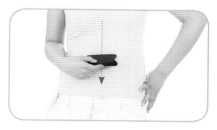

3 刮脐周围的皮肤和脐旁2寸处的天枢穴，不宜重刮，每次刮30下，出痧为度。

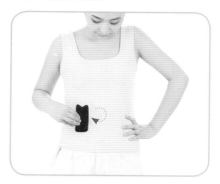

4 最后重刮下肢外侧足三里穴至丰隆穴，用刮板重刮30次，可不出痧。

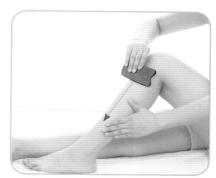

【 足底按摩 】

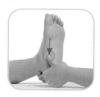

用手指或按摩棒用力向足跟方向推按小肠反射区，对于促进排气、改善代谢都有好处。对于喝水也会胖的人来说，这是最有效的减肥方法。足底按摩后，血液循环非常活跃，带起了更多的体内废物。此时喝杯温水，对于排毒很有效果。

🌐 网友体验

我从发现单老师的博客开始，艾灸了4个月，月经周期变正常了，而且肚子也不再隐隐地难受了，真的很神奇，体重从54千克到50千克。我同学灸了3个月，减了6千克，而且感觉身体也挺好。

【艾灸提气血，消除黄褐斑】

黄褐斑也称为"肝斑""蝴蝶斑"，是发生在颜面的色素沉着斑。黄褐斑主要因女性内分泌失调、精神压力大、各种疾病及外用化学药物刺激引起。调理内分泌、保持心情舒畅、积极预防妇科疾病等是预防黄褐斑的有效手段。艾灸可以使人体气血充足，自然面色也会红润，黄褐斑也会逐渐冲淡。

选穴

施灸部位

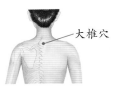
大椎穴

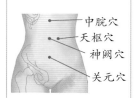
中脘穴
天枢穴
神阙穴
关元穴

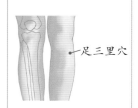
足三里穴

快速定位

大椎穴： 后正中线上，第七颈椎棘突下凹陷中。

中脘穴： 位于人体腹部上方，前正中线上，脐中上4寸。

天枢穴： 位于人体中腹部，脐旁开2寸。

神阙穴： 肚脐中央即神阙穴。

关元穴： 在下腹部，前正中线上，当脐下3寸处。

足三里穴： 在小腿前外侧，当犊鼻下3寸，胫骨前嵴外侧旁开1寸。

取穴依据

神经系统、内分泌系统、消化系统是人体的三大主要系统，维系着人体各项功能的正常运行，这三大系统相互联系、相互依存，一旦失调，将会株连整体。既然黄褐斑与人体内分泌系统有直接的关系，防治黄褐斑，应该从祛斑与调节内分泌入手。以上选择的都是人体的重要穴位，可以统摄一身的阳气，分别是各条经脉的治疗要穴，搭配艾灸可以综合调理人体。

施灸办法

1 调理神经系统要从大椎穴开始，最好先用一次性点刺针，在大椎穴点刺3～5下，放血3～5毫升后，在此穴艾灸治疗15～20分钟，用单眼艾灸盒亦可。还可以艾灸神门穴和涌泉穴。把睡眠调整好了，就会精神焕发，神采奕奕。

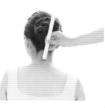

2 调理内分泌系统的时候，应该以关元穴为主，关元穴用双眼艾灸盒，艾灸时间在20~30分钟。

3 调整消化系统时，艾灸取穴以中脘穴、神阙穴、天枢穴和足三里穴为主，这些穴位多以调理消化和吸收为主。用一个多眼艾灸盒即可覆盖这些穴位，可以艾灸30分钟。

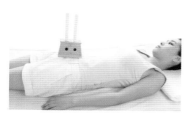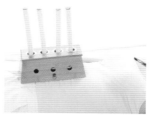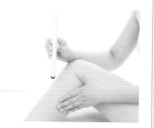

其他疗法

饮食疗法

将绿豆、赤小豆、百合洗净，用适量清水浸泡半小时，然后放入锅中，用大火煮滚后，改以小火煮到豆熟。依个人喜好，加盐或糖调味皆可。绿豆与百合富含多种维生素，能有效祛除黑色素。

按摩疗法

将手掌搓热，立即放于膻中穴、命门穴，稍稍用力，顺时针、逆时针各按揉10~20次，至穴位处发烫，每日2~3次。

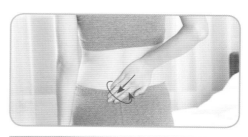

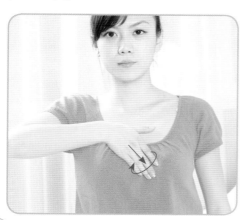

> **读者反馈**
>
> 我是从2008年的12月份开始艾灸的，到现在已艾灸3个月了，基本上天天都坚持，原来脸上连成片的黄褐斑现在都散开了，颜色也淡了很多。其间也有反复（脸色发黑），但现在感觉越来越好了。我深深地爱上了艾灸，谢谢单老师！

第三章 面子问题真不少，用『艾』统统都赶跑

57

【提高睡眠质量，消除黑眼圈】

现在人们的用眼比过去多得多，无论是学习工作，还是休闲娱乐，眼睛始终得不到放松。经常熬夜、情绪不稳定、眼部疲劳、衰老等，导致眼部周围的血流速度缓慢，二氧化碳及代谢废物堆积，形成慢性缺氧，造成眼部色素沉着。在眼周围艾灸，可使气血循环更加顺畅，眼周的气血充盈，黑眼圈得以改善。

选穴

施灸部位

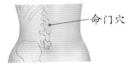
命门穴

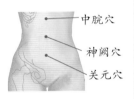
中脘穴
神阙穴
关元穴

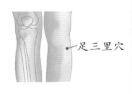
足三里穴

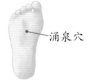
涌泉穴

【 快速定位 】

命门穴： 人体后正中线上，第2腰椎棘突下凹陷中。

中脘穴： 位于人体腹部上方，前正中线上，脐中上4寸。

神阙穴： 肚脐中央即神阙穴。

关元穴： 在下腹部，前正中线上，当脐下3寸处。

足三里穴： 在小腿前外侧，当犊鼻下3寸，胫骨前嵴外侧旁开1寸。

涌泉穴： 足底前1/3处可见有一凹陷，按压有酸痛感。

【 取穴依据 】

黑眼圈多与内分泌失调和免疫力低有关。这是几个扶正的穴位，可以提高免疫力。如果睡眠有障碍，还可以灸足底的涌泉穴，促进睡眠。元气提升了，睡眠好了，黑眼圈的情况就会发生质的改变。

施灸办法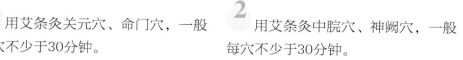

1 用艾条灸关元穴、命门穴，一般每穴不少于30分钟。

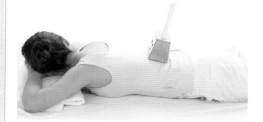

2 用艾条灸中脘穴、神阙穴，一般每穴不少于30分钟。

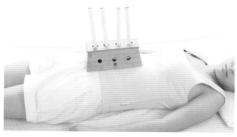

3 用艾条灸足三里穴15～20分钟。

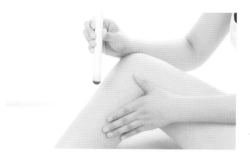

4 用艾条灸涌泉穴15～20分钟。也可用艾灸罐灸涌泉穴。

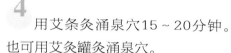
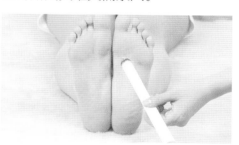

其他疗法

按摩疗法

沿着睛明穴、承泣穴、四白穴、太阳穴、鱼腰穴、攒竹穴的顺序进行循环按揉。空闲的时候就可以按一会儿，没有特定的时间要求。

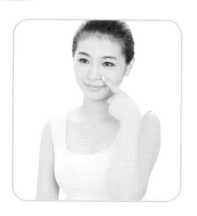

读者反馈

我艾灸已有4个月了，不但身体状况明显好转，而且肤色不再暗沉，黑眼圈也明显变淡了，整个人都显得容光焕发，真是很神奇。

【改善痘痘肌，战胜痘痘】

青春痘又称痤疮，俗称粉刺、暗疮、青春痘，是因发育期体内激素平衡紊乱等因素引起的皮脂腺毛囊慢性炎症性疾病。多出现于面、颈、胸、背、臀部等部位。祖国医学认为，青春痘起因于体内湿热毒气不能及时排出，发病多与肺、脾、胃气血密切相关，艾灸疗法可以祛除湿热，化解气滞血瘀。

选穴

施灸部位

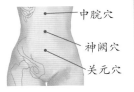

中脘穴

神阙穴

关元穴

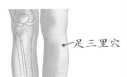

足三里穴

三阴交穴

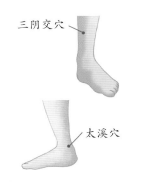

太溪穴

【 快速定位

中脘穴： 位于人体腹部上方，前正中线上，脐中上4寸。

神阙穴： 肚脐中央即神阙穴。

关元穴： 在下腹部，前正中线上，当脐下3寸处。

足三里穴： 在小腿前外侧，当犊鼻下3寸，胫骨前嵴外侧旁开1寸。

三阴交穴： 在小腿内侧，当足内踝尖上3寸，胫骨内侧面后缘。

太溪穴： 人体足内侧，足部内踝后方和足跟骨筋腱之间的凹陷处。

【 取穴依据

治疗痤疮，主要是针对患处的艾灸治疗，再加上艾灸以上几个扶正穴位，慢慢身体元气充盈了，体内的邪气减少了，内分泌正常了，痘痘自然就消失了。

施灸办法

1 用艾条灸中脘穴、神阙穴、关元穴，一般每穴不少于30分钟。

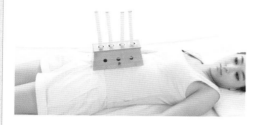

2 用艾条灸足三里穴、三阴交穴、太溪穴10~20分钟。移动艾灸，不要总在一个位置停留。

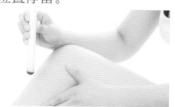

其他疗法

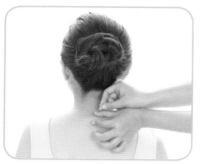

放血疗法

取双耳尖、耳背之血络处，大椎穴和背部膀胱经之穴位。先搓揉耳部，仔细辨认耳尖、耳背之血络，然后用三棱针对准耳背之血络点刺放血5毫升以上。在大椎穴用三棱针点刺3~5下，用拔罐器拔出毒血，再用干棉球擦净。

艾灰抚平痘坑

艾灰用香油和好，然后用棉签涂在有痘痘的位置，经过一个晚上，再用大号温灸棒对脸部实施艾灸，也可以手持艾灸条或艾灸罐对脸部实施艾灸，无论是哪种方法的艾灸，都要移动着艾灸，不要在一个位置停留很长时间。用于面部艾灸的艾灸条，一定要选择质量好一些的艾灸条，免得用质量不好的艾灸条发生过敏现象，用金艾条是最好的选择。

> **读者反馈·**
>
> 前天我看到您的博客，昨天就近买了艾灸条，现在不到两天，脸上的痘痘明显小了，也不红肿了，囊肿也平了，伤口结痂了。效果是我经历过的治疗方法中最快、最神奇的。

刮痧疗法

先从大椎穴开始，沿督脉从上向下，从里向外刮起。

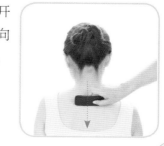

【祛除湿邪，告别面部湿疹】

　　湿疹是一种常见的由多种内外因素引起的表皮及真皮浅层的炎症性皮肤病，一般认为与变态反应有一定关系。多因禀赋不足，脾失健运，风湿热三邪侵袭肌肤，或精神紧张，忧虑伤及脾气，运化水谷失健，停滞为湿，郁而化热，蕴于肌肤而发病，且反复发作，缠绵难愈。治疗湿疹就要从祛除湿邪入手，艾灸祛湿效果好。

▌选穴

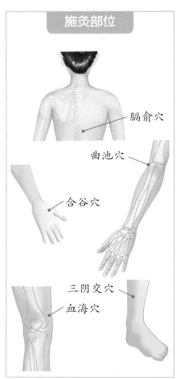

施灸部位

膈俞穴
曲池穴
合谷穴
三阴交穴
血海穴

▌快速定位

膈俞穴： 第7胸椎棘突下，旁开1.5寸处。

合谷穴： 在手背，第1、第2掌骨之间，当第2掌骨桡侧中点。

曲池穴： 屈肘成直角，在肘横纹桡侧端与肱骨外上髁连线中点处。

血海穴： 屈膝，在髌骨内上缘上2寸，股四头肌内侧头的隆起处。

三阴交穴： 在小腿内侧，当足内踝尖上3寸，胫骨内侧面后缘。

▌取穴依据

　　直灸患处，发挥艾灸之温经通络、活血散结、除湿之功效，配合曲池穴散风清热，血海穴和营止痒，合谷穴疏风止痒，即可灸到病除。

▌施灸办法

　　主穴为患处阿是穴，配穴为曲池穴、血海穴、膈俞穴、三阴交穴、合谷穴。每日1~2次，每次每穴15分钟。点燃艾条，施灸时以温热感为度，采用回旋灸法，切忌灸起水疱。

膈俞穴

曲池穴

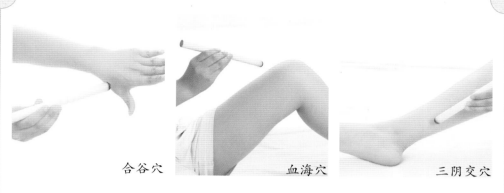

合谷穴　　　　　　　血海穴　　　　　　　三阴交穴

▌其他疗法

【 点刺放血 】

点刺放血的部位是曲池穴和血海穴，每穴点刺2～3下，然后上罐，拔出血来。反复上罐直到没有血被拔出为止。

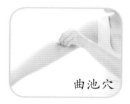 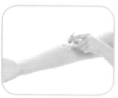 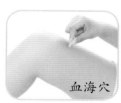 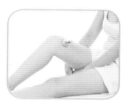

曲池穴　　　　　　　　　　　　　血海穴

【 按摩疗法 】

按揉背部大椎穴、肺俞穴、脾俞穴等穴，每穴5～6分钟。用拇指按揉上肢的曲池穴、内关穴、合谷穴等穴各2～3分钟。点按下肢的足三里穴、三阴交穴等穴各3～5分钟。

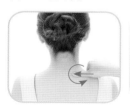 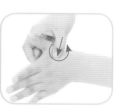 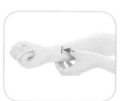 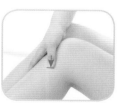

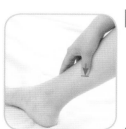

小贴士

因为艾灸是消炎的，所以艾灰也有消炎的作用。如果脸上有湿疹，可以在洗脸的时候用艾灰配合洗面奶一起洗脸，帮助清洁颜面。

读者反馈

艾灸真的挺好！我的脸上长了湿疹，长了大概十年了吧。第一天灸后痒的程度就减轻了，第二天再灸，基本不痒，第三天继续灸，就完全不痒了。

63

【治疗唇炎，缓解嘴唇干燥】

唇炎是发生于唇部的炎性疾病的总称。不少人都会觉得嘴唇发干，有的人嘴唇还容易脱皮、皲裂。这时人们会自觉或不自觉地舔嘴唇，但结果嘴唇的干燥症状反而加重，甚至唇部肿胀、结血痂。有的唇炎与脂溢性皮炎、过敏有关。

选穴

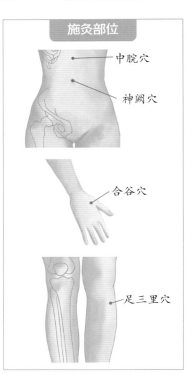

施灸部位

中脘穴
神阙穴
合谷穴
足三里穴

快速定位

中脘穴： 位于人体腹部上方，前正中线上，脐中上4寸。

神阙穴： 肚脐中央即神阙穴。

合谷穴： 在手背，第1、第2掌骨之间，当第2掌骨桡侧中点。

足三里穴： 在小腿前外侧，当犊鼻下3寸，胫骨前嵴外侧旁开1寸。

取穴依据

很多疾病，都与机体免疫力低下有直接的关系，在艾灸患处的同时，穴位加上中脘穴、神阙穴、足三里穴和合谷穴来扶植体内正气。

施灸办法

施灸时，要仰卧，此时艾烟往上去。因为嘴唇与鼻子、眼睛距离很近，所以在熏灸嘴唇的时候，要先深呼吸，然后马上熏灸。反复这样操作。小孩可以边哄着，边治疗，时间慢慢加长；成人的唇炎，可以每天熏灸2次，每次30分钟左右。如果成人患病多年，免疫力低下，在艾灸治疗唇炎的同时，可以加上灸神阙穴和足三里穴来扶植体内正气。

1 艾灸患处，每日2次，每次约30分钟。

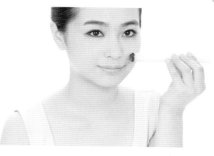

2 艾灸中脘穴、神阙穴，手持艾条或用艾灸罐、艾灸盒熏灸5~10分钟。

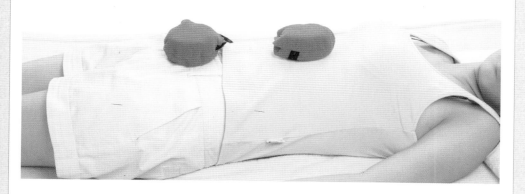

3 艾灸合谷穴、足三里穴，手持艾条熏灸5~10分钟。

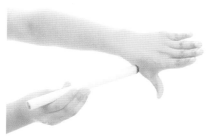

合谷穴

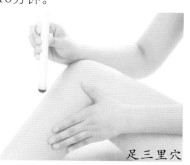

足三里穴

其他疗法

艾灰涂抹

如果脱皮严重，你可以把艾灰、麻油和在一起，抹在嘴唇上再对嘴唇进行艾灸，也会消炎化瘀的。

> **读者反馈**
>
> 单阿姨，您好！感谢您在百忙之中给我回复，我按照您说的方法给孩子艾灸三次了，感觉效果还可以。刚艾灸的时候，嘴唇的患处非常痒，艾灸两分钟左右就不痒了，反复艾灸，整个嘴的四周也都不痒了。

【补气血，升肾阳，白发变黑发】

发为血之余，又发表于肾，所以说肾其华在发，当心肾不交(失眠、神经衰弱)时，或先天禀赋不足，或思虑过度耗伤精血，或担惊受怕伤肾精时，头发都会变白。精不足，不能化生阴血，阴血亏虚，导致毛发失其濡养，故而花白。事实上，无论什么原因导致的白发，都是由"虚"造成的，即便是所谓血热引起的少白头，本质也是体内肝血肾精耗散引起的。

选穴

施灸部位

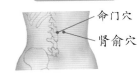
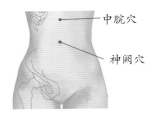

命门穴
肾俞穴
中脘穴
神阙穴

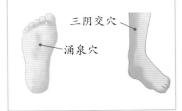

三阴交穴
涌泉穴

【 快速定位 】

命门穴： 人体后正中线上，第2腰椎棘突下凹陷中。

肾俞穴： 在第2腰椎棘突下，旁开1.5寸处。

中脘穴： 位于人体腹部上方，前正中线上，脐上4寸。

神阙穴： 肚脐中央即神阙穴。

涌泉穴： 足底前1/3处可见有一凹陷，按压有酸痛感。

三阴交穴： 在小腿内侧，当足内踝尖上3寸，胫骨内侧面后缘。

【 取穴依据 】

这些穴位主要是补气血、升肾阳、改善阴血亏虚。

施灸办法

1 命门穴、肾俞穴为一组，艾灸30 ~ 40分钟。也可以做移动灸，感觉到热了就移动。

2 中脘穴、神阙穴为一组，艾灸30～40分钟。也可以做移动灸，感到热了就移动。

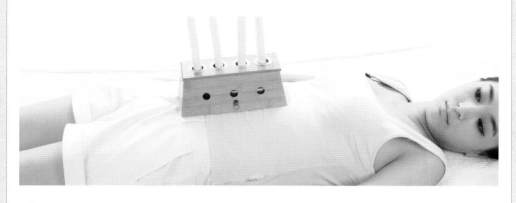

3 三阴交穴可以使用单罐艾灸罐，艾灸15～20分钟。

4 涌泉穴可以在每晚睡前，泡脚后艾灸，可以边睡觉，边艾灸。涌泉穴用单罐艾灸罐，一个艾炷的时间，在50～60分钟之间。

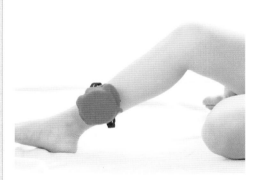

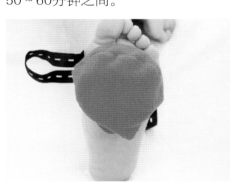

其他疗法

饮食调理

多吃黑豆、黑米、黑芝麻、红豆、花生、木耳、大米、小米、红枣粥等，增加体内的黑色素，补充肾气。

> **读者反馈**
>
> 通过近三个月的艾灸，困扰我多年的白头发，终于有了好转，朋友们都说我的白头发比以前少了很多。以前我为了治疗白头发，吃了很多的黑五类食品，效果都没有这次好，所以我非常坚信是艾灸的效果。

【益气助阳，鼻炎不复发】

鼻炎是因鼻腔中的一些区域受到刺激而产生的炎症。鼻炎的典型症状是鼻塞、流鼻涕，是因炎症导致鼻腔产生过多黏液引起的。鼻炎不但影响鼻腔，还会影响咽喉和眼睛，对人的睡眠质量也有一定影响。艾灸治疗鼻炎效果特别好。

选穴

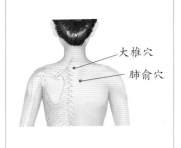

施灸部位

大椎穴
肺俞穴

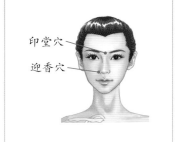

印堂穴
迎香穴

【 快速定位 】

大椎穴： 后正中线上，第七颈椎棘突下凹陷中。

肺俞穴： 第3胸椎棘突下，旁开1.5寸处。

印堂穴： 位于面部，两眉头连线中点。

迎香穴： 位于鼻翼外缘中点旁，当鼻唇沟中间。

【 取穴依据 】

用艾灸治疗鼻炎，对免疫球蛋白有双向调节的作用，可以很快改善机体的免疫力。

肺俞穴可以调节水液代谢、调节呼吸、调节体温、抵御外邪。在治疗鼻炎的时候，肺俞穴起着很重要的作用。

施灸办法

灸大椎穴有益气助阳的作用，能促进鼻腔的通畅；灸肺俞穴对呼吸系统疾病有很好的治疗作用，配合迎香穴治疗慢性鼻炎效果显著；迎香穴、印堂穴位于病灶周围，艾灸这两个穴位能将热力直透病灶，有较好的治疗作用。每天每穴各灸1次，1次10分钟即可。

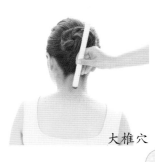

大椎穴

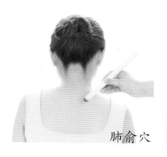

肺俞穴

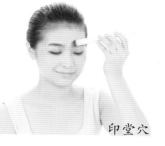

印堂穴

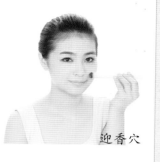

迎香穴

其他疗法

按摩疗法

用手指在鼻部两侧自上而下反复揉捏鼻部5分钟，然后轻轻点按迎香穴1分钟。每日2次，早晚施行。

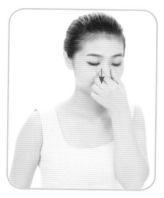

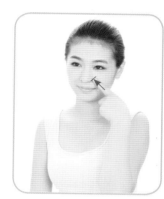

饮食疗法

将黄芪100克、白术60克、防风60克、桔梗30克、甘草15克磨粉拌匀，放入干燥容器（有盖）保存。将500毫升水和30克米放入锅里，大火煮沸，再用小火煮20分钟。取容器中的10克药粉放入锅中，小火续煮，粥煮熟即可食用，每日1~2次。

小贴士

鼻炎患者的饮食注意事项：

1.牛肉、含咖啡因的饮料、巧克力、乳制品、蛋类、燕麦、花生、草莓、香瓜、西红柿等食物易引起过敏，应分清自己对哪些食物过敏，避免食用。

2.刺激性食物，如辣椒、芥末等，容易刺激呼吸道黏膜，尽量少食用。

读者反馈

无意中看了单桂敏阿姨的博客，也是抱着试试看的心态进行艾灸的，想治疗多年的鼻炎。没想到从今年7月初艾灸起，我的鼻子便通气了，现在基本和正常时一样。我还会继续艾灸！请有过敏性鼻炎的朋友们都来加入到艾灸的行列中吧！

【除湿止痒，抚平荨麻疹】

荨麻疹俗称风团、风疹团、风疙瘩、风疹块（与风疹名称相近，但非同一疾病），是一种常见的皮肤病。是由于皮肤、黏膜小血管扩张及渗透性增加而出现的一种局限性水肿反应，通常在2～24小时内消退，但反复发生新的皮疹。可有发热、腹痛、腹泻或其他全身症状。可分为急性荨麻疹、慢性荨麻疹、血管神经性水肿与丘疹状荨麻疹等。

选穴

施灸部位

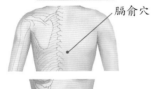

膈俞穴

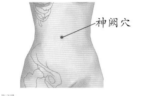

神阙穴

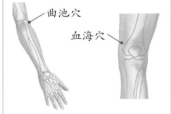

曲池穴
血海穴

快速定位

膈俞穴： 第7胸椎棘突下，旁开1.5寸处。

神阙穴： 肚脐中央即神阙穴。

曲池穴： 屈肘成直角，在肘横纹桡侧端与肱骨外上髁连线中点处。

血海穴： 屈膝，在髌骨内上缘上2寸，股四头肌内侧头的隆起处。

取穴依据

患荨麻疹是因为皮肤有湿，湿邪复感风邪或风热之湿侵犯肌肤。艾灸可以除湿，宣肺行卫，祛邪止痒，调和营卫。

施灸办法

1 根据自己的情况，循序渐进，艾灸膈俞穴10~15分钟。

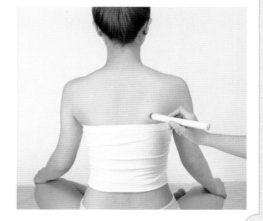

2 用艾条艾灸神阙穴，每次10~15分钟。

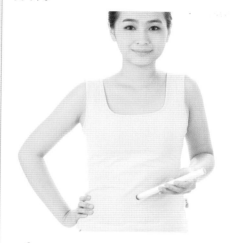

3 用艾条艾灸曲池穴，每次20分钟。

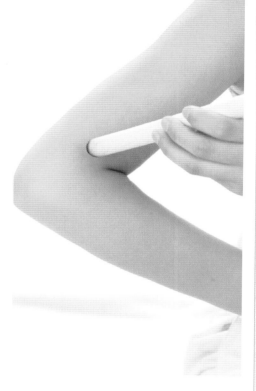

4 用艾条艾灸血海穴，每次10~15分钟。

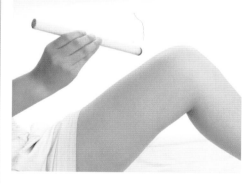

〖其他疗法〗

〖艾灰涂抹

选用适量好的艾灰，用香油调糊状，抹在患荨麻疹的部位，每天1~2次，1个星期为1个疗程，也可以边艾灸，边涂艾灰。会有很好的止痒、消炎作用。

> 网友体验~
>
> 连续艾灸了15天以后，我的身体越来越好，荨麻疹得到了控制，基本消退了，现在身体很舒服，人也恢复了精神。感谢单桂敏老师教的中医调养方法。

【消炎止痒，面部脂溢性皮炎】

　　脂溢性皮炎是发生于皮脂溢出部位的一种炎症性皮肤病。脂溢性皮炎多发生于皮脂腺分布较多的地方，如头皮、面部、胸部及皱褶部。治疗脂溢性皮炎最根本和有效的办法是抑制皮脂异常分泌，减轻皮损处的炎症反应，彻底排毒，防止组胺和组胺受体的释放，起止痒作用。

▌选穴

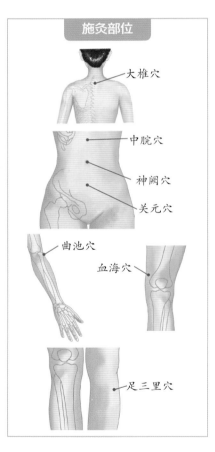

施灸部位

大椎穴
中脘穴
神阙穴
关元穴
曲池穴
血海穴
足三里穴

【 快速定位

大椎穴：后正中线上，第七颈椎棘突下凹陷中。

中脘穴：位于人体腹部上方，前正中线上，脐上4寸。

神阙穴：肚脐中央即神阙穴。

关元穴：在下腹部，前正中线上，当脐下3寸处。

曲池穴：屈肘成直角，在肘横纹桡侧端与肱骨外上髁连线中点处。

血海穴：屈膝，在髌骨内上缘上2寸，股四头肌内侧头的隆起处。

足三里穴：在小腿前外侧，当犊鼻下3寸，胫骨前嵴外侧旁开1寸。

【 取穴依据

　　以上选择的都是人体的重要穴位，可以统摄一身的阳气，分别是各个经脉的治疗要穴，可以综合调理，提高身体的免疫力。

施灸办法

1 以患处为主的艾灸方式，每天患处艾灸20～30分钟。

3 艾灸中脘穴、神阙穴、关元穴，每天每穴艾灸20～30分钟。

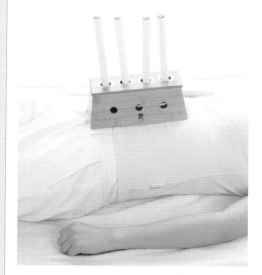

其他疗法

【艾叶水洗脸】

艾叶煮水，洗脸，用煮过的艾叶擦脸。

> **读者反馈▾**
>
> 说真的，非常感谢单阿姨把我们祖国的瑰宝介绍给我们，这么简单的方法，一根小小艾灸条居然有这么神奇的作用，艾灸治好了儿子脸部脂溢性皮炎，让儿子的脸蛋恢复光滑。

2 艾灸大椎穴，每天艾灸20～30分钟。

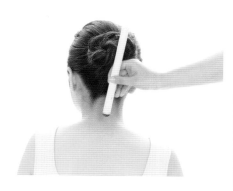

4 艾灸曲池穴，每天艾灸20～30分钟。

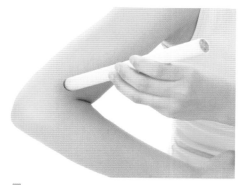

5 足三里穴、血海穴，每天每穴艾灸20～30分钟，以提高机体的免疫力。一定要手持艾灸条熏灸或使用艾灸盒艾灸。

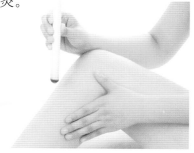

【补充精血，改善脱发】

"发为血之余"——头发由多余的血液生成；"肾之华在发"——肾脏的光彩表现在头发。头发的生长代谢需要血液与肾精濡养，所以精血什么状态，头发作证，观一发而知全身。

选穴

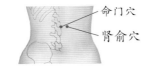

施灸部位

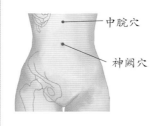

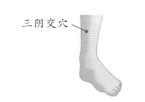

命门穴
肾俞穴
中脘穴
神阙穴
三阴交穴

【 快速定位

命门穴：人体后正中线上，第2腰椎棘突下凹陷中。

肾俞穴：在第2腰椎棘突下，旁开1.5寸处。

中脘穴：位于人体腹部上方，前正中线上，脐上4寸。

神阙穴：肚脐中央即神阙穴。

三阴交穴：在小腿内侧，当足内踝尖上3寸，胫骨内侧面后缘。

【 取穴依据

在脱发部位艾灸可以加速血液循环，使此处的血氧浓度增加，起到促进毛发生长的作用。

艾灸其他穴位扶植了体内的元气，补充了正气。气血正常运行，脱掉的头发就会重新生长。

施灸办法

1 可以在脱发的部位艾灸。

2 命门穴、肾俞穴为一组，艾灸 30～40分钟，也可以做移动艾灸，感觉到热了就移动。

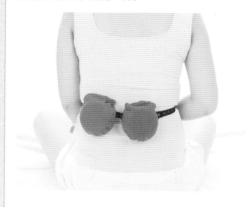

3 中脘穴、神阙穴为一组，艾灸 30～40分钟，也可以做移动艾灸，感觉到热了就移动。

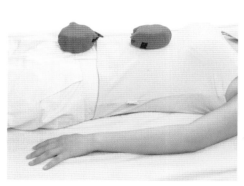

4 三阴交穴可以使用单罐艾灸罐艾灸，也可以用艾条灸，15～20分钟。

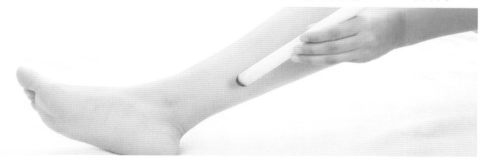

其他疗法

点刺放血

最好结合点刺放血，在毛发稀疏的部位和发质不好的部位，可以点刺放血，然后抹上生姜，再艾灸，会有很好的促进毛发生长的效果。

> **读者反馈**
>
> 谁不想拥有一头乌黑的头发，更何况我是一位爱美的女性。我才三十几岁，就开始脱发，心里非常着急。在投医无门的情况下，我偶然遇到了单桂敏老师，她教会了我用艾灸和食疗的方法调理身体，使我的头发不再变少。我真的要感谢单老师，感谢她告诉我这么好的方法，让我又回到了年轻的状态。

【活血通络，调整面瘫】

　　面瘫又称口僻，俗称"歪嘴巴"，由于损伤了面神经传导通路的某一个部位，而造成面部的表情肌瘫痪。面瘫一般多见于一侧损伤，两侧损伤的病例极少发生。本病可发生于任何年龄，多数患者为20～40岁，男性多于女性。

选穴

施灸部位

攒竹穴　四白穴　下关穴　地仓穴　翳风穴　合谷穴　足三里穴　太冲穴

【 快速定位 】

攒竹穴： 在面部，眉头凹陷中，约在目内眦直上。

四白穴： 双眼平视时，瞳孔正中央下方约2厘米处，瞳孔直下，当眶下孔凹陷处。

地仓穴： 在面部，口角外侧，口角旁开0.4寸，上直对瞳孔。

下关穴： 位于耳屏前1横指，为两颧弓与下颌切迹所形成的凹陷处。

翳风穴： 位于耳垂后，乳突下端前方的凹陷中。

合谷穴： 在手背，第1、第2掌骨之间，当第2掌骨桡侧中点。

足三里穴： 在小腿前外侧，当犊鼻下3寸，胫骨前嵴外侧旁开1寸。

太冲穴： 在足背第1、第2跖骨结合部前凹陷中。

【 取穴依据 】

　　灸翳风穴主要调理面部疾病，如面瘫、腮腺炎、牙痛、三叉神经痛等；四白、下关两穴可以改善局部的气血运行，达到活血通络、化瘀止痛的目的；中医有"面口合谷收"之说，合谷穴对治疗面部尤其是口部周围的疾病有很好的疗效。

施灸办法

1 用温和灸灸地仓穴，每次15分钟左右，每日1次。

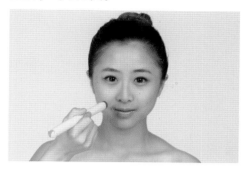

2 用温和灸灸下关穴，每次15分钟左右，每日1次。

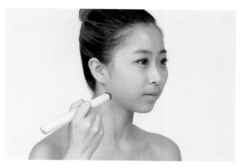

3 用温和灸灸四白穴，每次15分钟左右，每日1次。

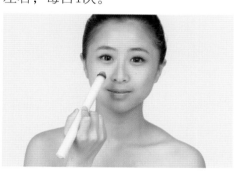

4 用温和灸灸攒竹穴，每次15分钟左右，每日1次。

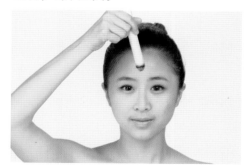

5 用温和灸灸翳风穴，每次15分钟左右，每日1次。

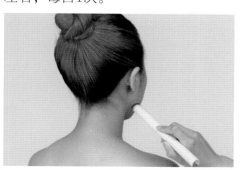

6 用温和灸灸合谷穴，每次15分钟左右，每日1次。

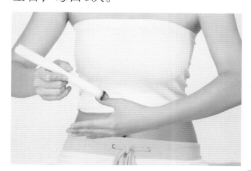

7 用温和灸灸足三里穴，每次15分钟左右，每日1次。

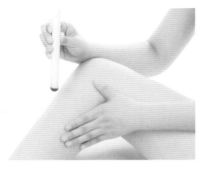

8 用温和灸灸太冲穴，每次15分钟左右，每日1次。

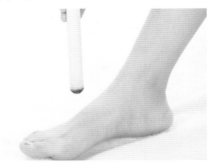

其他疗法

局部按揉法

就是五指同时在脸上先抓，后拿。以病患部位为主。

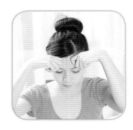

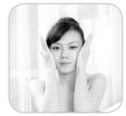

刮痧疗法

可以在四白穴、上关穴和下关穴的位置先抹上刮痧乳，然后用刮痧板轻轻刮痧。

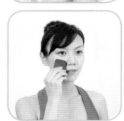

读者反馈

我认识了单老师之后才知道，选择了正确的治疗方法自然"法到病除"，谨以此句献给那些被疾病折磨、正在病痛中煎熬的病友！我曾经左侧头部经常抽搐着疼，偶尔右侧面部也连着一起疼，有时候疼得甚至连说话的力气都没有，后来右侧头部和脸也开始疼了。就这样每天早晨起床到晚上睡觉，都在疼痛。那段时间过得真是地狱般的日子，那年我还在求知求学的路上，但是什么都干不了。当时我听说湖南电视台《百科全说》节目里请的都是资深的治病专家，我就是在电视上认识了单老师。单老师的艾灸治病法真是神奇无比，我艾灸了五天整个人就精神了许多，灸到第10天时，我就可以短时间地看一些书了，我真的好开心！我一定要坚持艾灸，希望我的病可以尽快治愈！

【完善肾功，改善斑秃】

斑秃是一种突然发生的头部局限性秃发。一般认为是自身免疫性疾病，与高级神经活动障碍有关，有时也会与内分泌障碍、局部病灶感染、中毒、遗传等因素有关。由于血管运动中枢机能紊乱，交感神经及副交感神经失调，引起局部毛细血管持久性收缩、毛乳头供血障碍、毛发营养不良而致本病。精神创伤常为诱发因素。

▌选穴

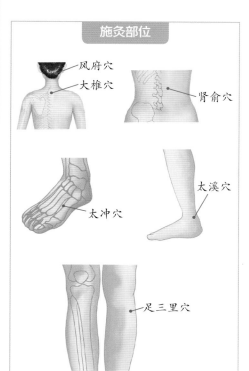

施灸部位

风府穴
大椎穴
肾俞穴
太溪穴
太冲穴
足三里穴

【 快速定位

风府穴： 后正中线上，入后发际上1横指距离（1寸）处。

大椎穴： 后正中线上，第七颈椎棘突下凹陷中。

肾俞穴： 在第2腰椎棘突下，旁开1.5寸处。

太冲穴： 在足背第1、第2跖骨结合部前凹陷中。

太溪穴： 人体足内侧，足部内踝后方和足跟骨筋腱之间的凹陷处。

足三里穴： 在小腿前外侧，当犊鼻下3寸，胫骨前嵴外侧旁开1寸。

【 取穴依据

大椎穴具有益气壮阳、通经活络的作用；肾俞穴具有升举阳气、培阳固本的作用；太冲穴可补足血气；刺激太溪穴能让肾脏气血充足，有丰富的能量去维系肾脏的正常功能，肾功能完善了，斑秃自然能得到改善；足三里穴具有扶正培元、调理阴阳、健脾和胃、通经活络之功，可全面调节人体功能。

施灸办法

1 艾灸罐灸大椎穴、风府穴，每穴15~20分钟。

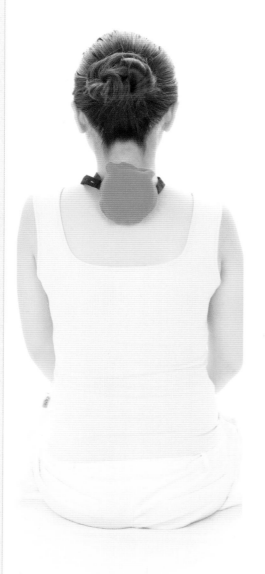

2 艾灸罐灸肾俞穴，每次15~20分钟，每天1~2次，7天为1个疗程。

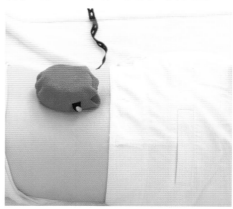

3 温和灸太冲穴，每次灸15~20分钟，每天1~2次，7天为1个疗程。

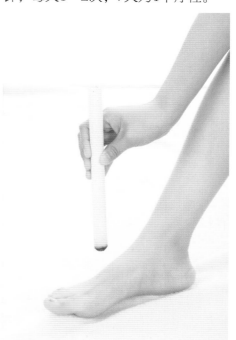

4 　温和灸足三里穴，每次灸15～20分钟，每天1～2次，7天为1个疗程。

5 　温和灸太溪穴，每次灸15～20分钟，每天1～2次，7天为1个疗程。

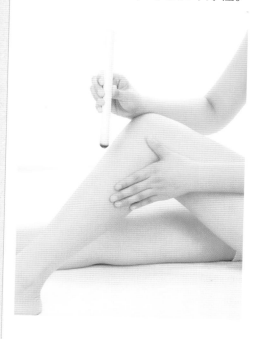
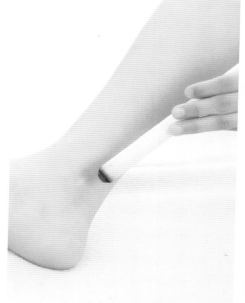

其他疗法

饮食疗法

　　何首乌冰糖粥：何首乌60克，大米100克，冰糖适量。将何首乌放入砂锅中煎煮浓缩后，过滤掉药渣，然后，放入大米和冰糖，煮至米熟即可。每日食用1次。可补血益气，适用于血虚型斑秃。

> 📖 **读者反馈**
>
> 　　我是一位女性患者，前年我的父母相继去世，之后我就患了斑秃。可能是我思想包袱太重，一直没从失去双亲的阴影中走出来，每天晚上都会失眠，头发一片一片地掉。一次偶然的机会，我认识了单老师，老师说我的精神压力太大、思虑过度、肾虚，也是当时受到惊恐的情绪刺激才导致的脱发。中医认为"惊恐伤肾"，失常的气血运行会导致脱发。单老师让我艾灸。经过一段时间的艾灸后，我突然发现脱发的问题已经改善了，而且整个人看起来气色也好转了，晚上也不失眠了，我真的特别高兴。持续艾灸了半年后，头上又长出新发了。

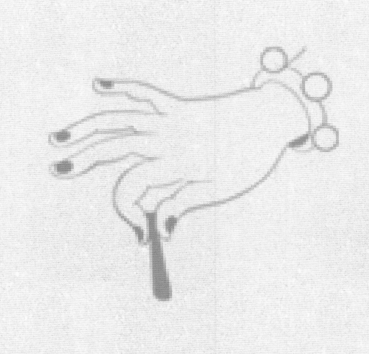

第四章

关注女性『特区』，妇科烦恼一灸不见了

子宫、卵巢、乳腺的健康对于女性特别重要，但是很多女性都受到来自这些女性器官疾病的困扰。疾病不仅带来身体的不适，也影响着情绪，心情不好就会感觉生活不那么美好。通过对经络穴位或身体局部的艾灸，艾草的药力和艾火的热量可以透过皮肤和肌肉直达病灶，将疾病消灭。女性的特有器官（如子宫、卵巢、乳腺）健康了，身体就健康了。健康的身体带来了自信，女人才更美。

【 疏导肝胆郁结之气，消除乳腺增生 】

乳腺增生是指乳腺组织增生、乳腺导管和乳小叶在结构上的退行性病变及进行性结缔组织的生长，其发病主要是由于内分泌激素水平失调引起的。乳腺增生是女性最常见的乳房疾病，其发病特点是乳房周期性疼痛，初起可表现为游走性胀痛，触及乳房外上及中上部疼痛明显，每月月经前疼痛加剧，行经后疼痛减退或消失。

选穴

施灸部位

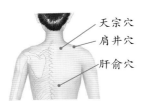

天宗穴
肩井穴
肝俞穴

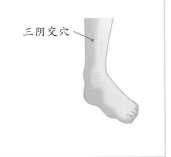

三阴交穴

【 快速定位 】

天宗穴：对侧手经颈下过肩，手平伸向肩胛骨处，中指指腹所在处。

肩井穴：大椎与肩峰端连线的中点上，前直对乳中。

肝俞穴：第9胸椎棘突下，旁开1.5寸处。

三阴交穴：在小腿内侧，当足内踝尖上3寸，胫骨内侧面后缘。

【 取穴依据 】

所有的增生、结节、肿块都是因不通而造成的瘀滞，可以点燃艾条直接熏灸患处，使里面的硬结通过艾灸的活血化瘀的效用逐渐软化。其他穴位的协助艾灸，尤其是肩井穴，具有疏导肝胆郁结之气的作用。艾灸对于乳腺增生病的治疗是非常有效的。

施灸办法

1 艾灸患处是重点。可以手持艾条悬灸，也可以使用单眼艾灸盒和双眼艾灸盒艾灸。每天艾灸1次，每次15~30分钟，10天为1个疗程。疗程间，可以休息3~5天。

2 艾灸肩井穴、天宗穴，每天艾灸1次，每次每穴15~30分钟。10天为1个疗程。

3 艾灸肝俞穴，每天艾灸1次，每次15~30分钟。10天为1个疗程。

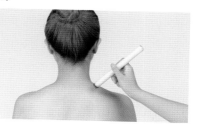

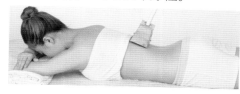

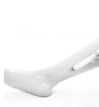

4 艾灸三阴交穴，每天艾灸1次，每次15~30分钟。10天为1个疗程。

其他疗法

刮痧治疗乳腺增生

用全息刮痧板刮拭背部乳房的对应区（背部与前胸乳房对应的部位），先涂刮痧油，然后从上向下、从内向外依次刮拭，重点刮拭肩井穴、天宗穴、乳根穴、膻中穴。要重点刮拭结节、砂粒、条索状物。

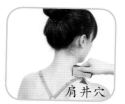

肩井穴

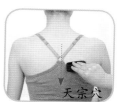

天宗穴

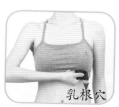

乳根穴

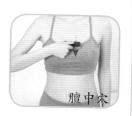

膻中穴

按摩疗法

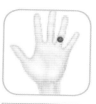

肝点位于掌面，环指第1指关节横纹中点处。可用拇指或中指指尖按压，至穴位变红、变热为止。乳房为肝经循环之处，此法具有疏肝解郁的功效，适用于肝气不舒所致的乳腺增生。

读者反馈

我患有乳腺增生，双侧乳房都有增生。我一直在寻找中医方法调治，终于有一天在朋友家中看到单老师的一本书，又在互联网上找到了单老师的博客，就想用艾灸结合刮痧的方法消灭增生。操作一段时间后，增生真的消失了，我真是太开心了！现在我只是偶尔巩固艾灸阿是穴。

【疏肝解郁，缓解乳腺囊肿】

乳腺囊肿分为乳腺单纯性囊肿和乳汁淤积性囊肿两大类。乳腺单纯性囊肿是乳腺细胞的分泌物滞留在导管内而形成的囊肿。乳汁淤积性囊肿是因乳汁淤积阻塞乳腺导管而形成的囊肿。肿块呈圆形或椭圆形，大小不一，表面平整、边界清楚，主要表现为乳房内肿块。

选穴

施灸部位

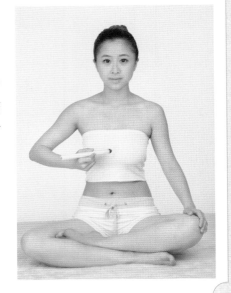

三阴交穴

【 快速定位

三阴交穴：在小腿内侧，当足内踝尖上3寸，胫骨内侧面后缘。

【 取穴依据

直接对着病灶施灸，哪里有病，我们就到哪里治疗，这叫做靶向定位治疗，治疗目标非常准确。再辅助三阴交穴，促进任脉、督脉、冲脉的畅通，这三条经络对女性来说很重要，对妇科疾病的治疗有很大帮助。

施灸办法

1
乳腺囊肿病灶部位艾灸时，记住火力一定要够，如果是火力小、温度低、不痛不痒的艾灸，效果就不如火力大的艾灸疗效好。

2 除了艾灸乳腺囊肿部位外，同时配灸三阴交穴。治疗乳腺疾病和妇科疾病，最好都要加灸三阴交穴，会起到协同的治疗作用。

3 如果病灶破溃，最好是在病灶部位直接拔罐，用拔罐的引力迫使里面的脓液尽快排出。下一步的治疗应该是温和灸了，这样更利于炎症的吸收和疾病的痊愈。

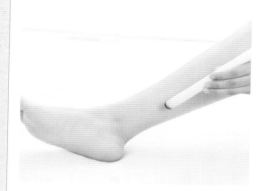

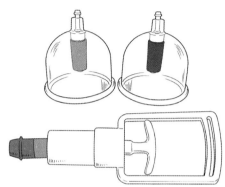

其他疗法

按摩疗法

行间穴位于足第1、第2趾缝间，趾蹼缘的后方赤白肉际处。点压该穴3~5分钟，以产生酸痛感为度，每日2次。可起到疏肝解郁、清肝火、凉血的功效，从而达到缓解肿块的作用。

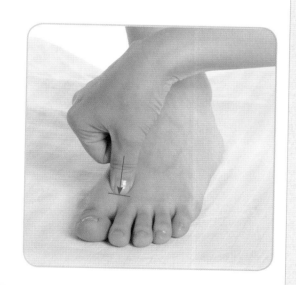

> **读者反馈**
>
> 我是一个得过乳腺囊肿的女孩儿，艾灸治疗了半个月，乳腺逐渐变软了。用艾灸治疗了2个月后，又做了一次B超检查，右乳的囊肿都消失了，左乳的囊肿也减少了，我真是太高兴了。

【散结消痛，消除乳腺纤维瘤】

乳腺纤维瘤是乳腺的良性肿瘤，多见于青年女性，与雌激素分泌增加有关。无痛性肿块，大多为单发性，少数为多发，呈圆形或椭圆形，边界清楚，表面光滑，易推动，增长速度慢。

▌选穴

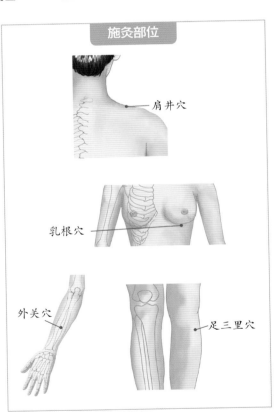

施灸部位

肩井穴

乳根穴

外关穴

足三里穴

【 快速定位

肩井穴： 大椎与肩峰端连线的中点上，前直对乳中。

乳根穴： 当乳头直下，乳房根部，第5肋间隙，前正中线旁开4寸处。

外关穴： 在阳池穴与肘尖的连线上，腕背横纹上2寸，尺骨与桡骨之间。

足三里穴： 在小腿前外侧，当犊鼻下3寸，胫骨前嵴外侧旁开1寸。

【 取穴依据

肩井穴具有疏导肝胆郁结之气的作用；乳根穴具有通经下乳、散结消痛、宣肺利气之效；足三里穴具有扶正培元、升降气机、通络止痛之效；外关穴具有消肿散瘀、养阴生津、通络止痛之效。

施灸办法

1 隔姜灸肩井穴。将艾灸条扒开，用艾绒做成锥状体，把姜片切成1元钱硬币厚，上面用牙签扎上小孔，然后放上自己做的艾炷，每次艾灸2壮，每天1次。也可用直接灸的方法。大约灸5次。

2 直接灸患处。直接灸有纤维瘤的位置，每天艾灸30分钟。这期间可能会有灸疱或灸疮，不用在意，继续艾灸并观察纤维瘤是否软化了。

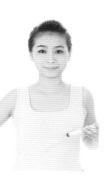

4 艾灸足三里穴，每天艾灸1次，每次15~30分钟。5天为1个疗程。

3 艾灸外关穴，每天艾灸1次，每次15~30分钟，5天为1个疗程。

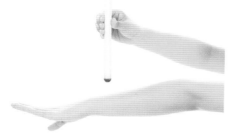

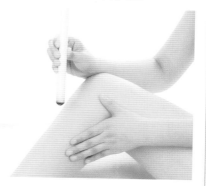

其他疗法

按摩疗法

太冲穴位于足背侧，第1、第2跖骨结合部之前凹陷处。用拇指指尖用力按揉，以有酸胀感为度，每次3~5分钟，每日2次。可平肝泄热，按摩该穴可改善乳房肿块、胸胁满闷等病症。

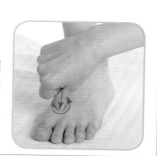

读者反馈·

我平时工作非常忙，经常出国，自己患了乳腺纤维瘤也没太在意。大概半年前，我感觉双乳十分疼痛，在单阿姨的淘宝店里买到了金艾炷和艾灸盒带到国外艾灸，治疗了半个多月，之前长出来的纤维瘤完全消失了。

【泻火除湿，直击乳腺炎】

乳腺炎是细菌侵入乳腺和乳腺管组织而引起的急性化脓性感染疾病，以乳房红肿为特征。初起乳房结块，肿胀疼痛，排乳困难，恶寒头痛，全身不适，如不及时治疗则高热不退、局部跳痛，半个月左右形成脓肿，脓出后热退肿消。急性乳腺炎不要自己在家艾灸，特别是还伴有发热的时候，应该立即去医院就诊。

选穴

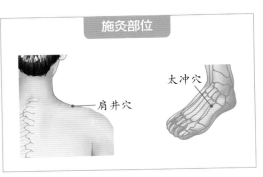

施灸部位

肩井穴

太冲穴

快速定位

太冲穴： 在足背第1、第2跖骨结合部前凹陷中。

肩井穴： 大椎与肩峰端连线的中点上，前直对乳中。

取穴依据

太冲穴是肝经上的"消气穴"，具有疏肝理气、利胆泻火、除湿通络之效；肩井穴可调理乳腺增生及乳腺炎。

施灸办法

1 手持艾灸条在乳房周围移动施灸。

2 每日用单眼艾灸盒或艾条温和灸肩井穴15～20分钟。

3 每日用单眼艾灸盒或艾条温和灸太冲穴15～20分钟。

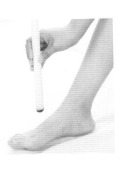

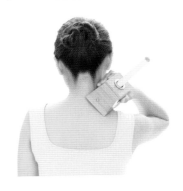

其他疗法

刮痧疗法

1 胸部：沿任脉走行，自上而下，由胸部上缘刮拭至心口窝，重点加强天突穴、膻中穴的刮拭。

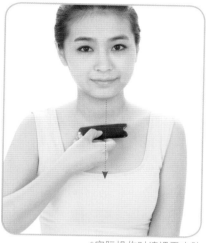

*实际操作时请裸露皮肤

2 颈肩部：沿两侧颈部肌肉走行，自上而下，由后发际处刮拭至肩峰，重点加强肩井穴的刮拭。

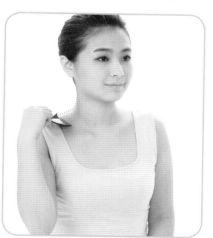

*实际操作时请裸露皮肤

3 肩背部：沿手太阳小肠经走行，自上而下，刮拭天宗穴上下部位，重点加强天宗穴的刮拭。

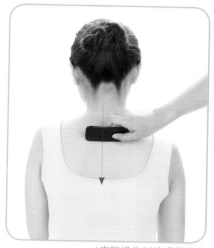

*实际操作时请裸露皮肤

4 小腿前侧：刮拭足三里穴。

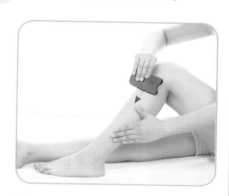

读者反馈

我婚后经常跟婆婆闹别扭，所谓气大伤身，患了乳腺炎，用了好多方法，都治不好。在单阿姨的帮助下进行了治疗，乳腺炎得到了缓解，之后就自己回家艾灸，很快乳房就消肿了，也不疼了。

【坚持艾灸，远离女性子宫腺肌病】

子宫内膜直接侵入子宫肌壁内引起子宫肌纤维增生。表现为子宫增大、质硬、月经量多，并伴有逐渐加重的痛经，多发生于30～50岁的经产妇。中医认为，本病由气滞、寒凝、气虚、肾虚等因素导致，瘀血阻滞冲任、胞宫，经行不畅而引起痛经。

选穴

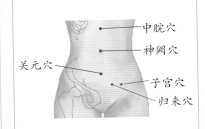
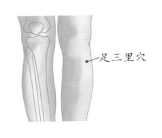
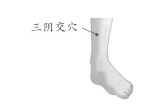

施灸部位

中脘穴
神阙穴
关元穴
子宫穴
归来穴
足三里穴
三阴交穴

【 快速定位 】

中脘穴： 位于人体腹部上方，前正中线上，脐中上4寸。

神阙穴： 肚脐中央即神阙穴。

关元穴： 在下腹部，前正中线上，当脐下3寸处。

子宫穴： 在下腹部，当脐中下4寸，旁开3寸处。

归来穴： 在下腹部，当脐中下4寸，距前正中线2寸处。

足三里穴： 在小腿前外侧，当犊鼻下3寸，胫骨前嵴外侧旁开1寸。

三阴交穴： 在小腿内侧，当足内踝尖上3寸，胫骨内侧面后缘。

【 取穴依据 】

中脘穴、关元穴、神阙穴能培元固本、补益下焦；归来穴主治月经不调等妇科疾病；子宫穴，顾名思义，是用于治疗子宫疾病的；三阴交穴主治月经不调、崩漏、带下等妇科疾患，对本病治疗效果好。

施灸办法

1 可以使用艾灸盒来进行艾灸。疼痛部位、中脘穴、神阙穴、关元穴、子宫穴、归来穴使用四眼艾灸盒，天气温暖时艾灸40分钟，天气寒冷时可艾灸40~60分钟，逐渐适应。

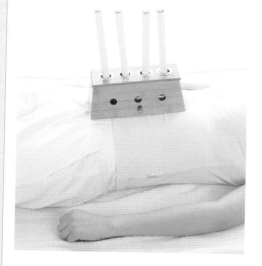

2 可直接用艾条艾灸足三里穴。天气温暖时可以艾灸15~20分钟，天气寒冷时灸20~30分钟，逐渐适应。

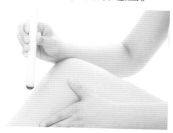

3 三阴交穴可用艾条或单眼艾灸盒艾灸。天气温暖时可以艾灸15~20分钟，天气寒冷时灸20~30分钟，逐渐适应。

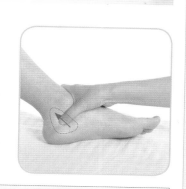

其他疗法

【足反射区按摩

子宫区位于双足跟内侧，内踝后下方的三角形区域。用拇指推法，向心方向推子宫区3分钟。适用于辅助治疗女性子宫内膜炎、子宫肌瘤、子宫腺肌症等子宫疾患。

> **读者反馈**
>
> 我是以很急切、很激动的心情和大家分享一下我的艾灸体会，希望对和我一样受子宫腺肌症折磨的患者有所帮助。我患有子宫肌腺症很多年了，月经时肚子痛得厉害，腰也酸胀得厉害。灸完这些穴位半个小时后肚子就不痛了，腰也不酸了，艾灸太神奇了！

【行气活血，铲除子宫肌瘤】

子宫肌瘤又称"子宫平滑肌瘤"，是女性生殖系统最常见的一种良性肿瘤。本病多无症状，少数表现为阴道出血、腹部触及肿物及压迫等症状。子宫肌瘤的确切病因不明，可能与体内雌激素水平过高有关。由于子宫肌瘤生长较快，当供血异常时，可以出现不同程度的变性。肌瘤愈大，缺血愈严重，则继发性变性的可能性愈大，因此对子宫肌瘤应当有足够重视。艾灸治疗本病效果良好。

▌选穴

施灸部位

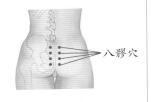

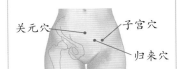

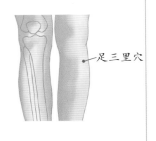

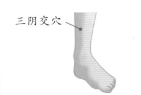

【 快速定位

八髎穴： 又称上髎、次髎、中髎和下髎，左右共八个穴位，分别在第1、第2、第3、第4骶后孔中，合称"八髎穴"。

关元穴： 在下腹部，前正中线上，当脐下3寸处。

子宫穴： 在下腹部，当脐中下4寸，旁开3寸处。

归来穴： 在下腹部，当脐中下4寸，距前正中线2寸处。

足三里穴： 在小腿前外侧，当犊鼻下3寸，胫骨前嵴外侧旁开1寸。

三阴交穴： 在小腿内侧，当足内踝尖上3寸，胫骨内侧面后缘。

【 取穴依据

关元穴能培元固本、补益下焦；归来穴主治月经不调等妇科疾病；子宫穴，顾名思义是用于治疗子宫疾病的。本病多因气滞血瘀引起，灸上述穴位有较好的行气活血的作用，"气血通调病自愈"。

施灸办法

1 八髎穴使用多眼艾灸盒，移动艾灸。

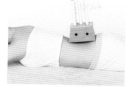

2 关元穴、子宫穴、归来穴，可以使用双眼艾灸盒在腹部做移动艾灸，重点部位（肌瘤位置），可以重点灸，每次每穴40分钟。

3 足三里穴和三阴交穴可以使用单眼艾灸盒或直接灸，每穴可以艾灸20~30分钟，每日1次。时间上，要根据自己的情况，循序渐进，适当增加艾灸的时间。

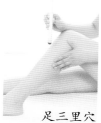
足三里穴

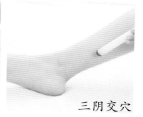
三阴交穴

其他疗法

按摩疗法

　　用拇指指腹按揉神阙穴、气海穴、关元穴、天枢穴、归来穴五穴，每穴1分钟。再将手掌搓热，放置小腹部，顺时针方向摩腹30圈后，改逆时针方向摩腹30圈。最后用手掌自上而下平推腰背部10~15次，以出现酸胀感为度。以上操作每日1次，10日为1个疗程，经期停止按摩。

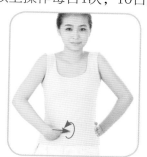
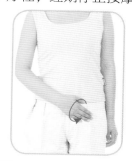
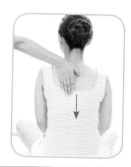

读者反馈

　　上次体检查出我患有子宫肌瘤，由于我平时工作太忙，只灸了1个月左右，再没灸过。昨天单位体检，我的子宫肌瘤竟然没了，我真不敢相信啊，又仔细问了医生，确定子宫肌瘤真的没有了。短短1个月左右的艾灸，竟然如此神奇！

【温中止血，治疗功能性子宫出血】

功能性子宫出血简称"功血"，是指异常的子宫出血，多因内分泌系统功能失调所致，一般无组织、器官实质性病变。功能性子宫出血是一种常见的妇科病，多表现为月经周期不规律、经量过多、经期延长或不规则出血。本病容易导致贫血、继发感染、不孕等并发症，甚至有可能发展成子宫内膜腺癌，所以要重视本病的预防和治疗。艾灸治疗本病效果很好，艾灸前应排除子宫的实质性病变。

选穴

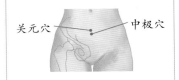
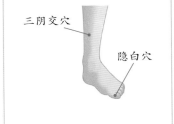

施灸部位

关元穴　中极穴

三阴交穴

隐白穴

快速定位

关元穴：在下腹部，前正中线上，当脐下3寸处。

中极穴：位于下腹部，前正中线上，当脐中下4寸处。

三阴交穴：在小腿内侧，当足内踝尖上3寸，胫骨内侧面后缘。

隐白穴：在足大趾末节内侧，趾甲角旁0.1寸。

取穴依据

隐白穴为足太阴脾经的穴位，有收敛止血的功效；关元穴能补虚壮元阳，温中止血；三阴交穴主治月经不调、崩漏、带下等妇科疾患，对本病治疗效果好；中极穴对生殖、泌尿系统疾病有较好的治疗作用。

施灸办法

1 中极穴、关元穴两穴用双眼艾灸盒灸30分钟，每日1次。

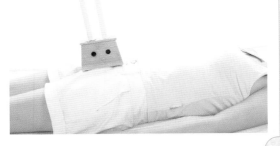

2 用艾灸罐灸三阴交穴。

3 用温和灸灸隐白穴，每次30分钟，每日1次。

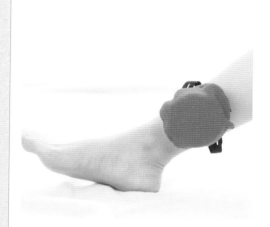

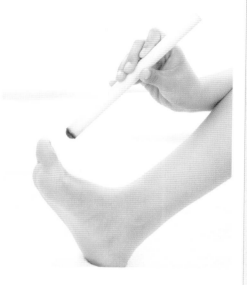

▌其他疗法

【 按摩疗法 】

子宫穴为经外奇穴，位于下腹部，脐中下4寸，中极穴旁开3寸处。以拇指或掌根部按揉子宫穴。每次3～5分钟，每日1～2次。此法具有调经理气、升提下陷的功效，适用于功能性子宫出血、子宫内膜炎、不孕症等。

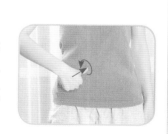

【 饮食疗法 】

取荔枝干20粒，莲子60克。将荔枝干去壳和核，莲子去心，洗净后一起放入陶瓷罐内，加水500毫升，炖熟即可服用。荔枝干营养丰富，能补血健脾，莲子能补脾固涩，两者合用，配伍恰当，对子宫出血有很好的辅助治疗作用。

> 📖 **读者反馈** ▾
>
> 我因为子宫肥大做了刮宫手术，术后子宫出血，而且肚子疼。看了单桂敏老师的博客，在隐白穴上进行悬灸，当天下午出血量就很少了，坚持艾灸治疗20天之后就不再出血了。多亏了单老师的艾灸方法！

【利水固脱，使子宫脱垂恢复原位】

　　子宫脱垂又名"子宫脱出""阴脱""子宫不收""子肠不收"，中医把本病归为"阴挺"范畴，指女性子宫下坠，甚至脱出阴道口外，严重的患者则连同阴道壁或膀胱直肠一并膨出。子宫脱垂多因多产、难产、产时用力过度、产后过早劳动等损伤胞络及肾气，而使子宫失于维系所致。子宫脱垂是妇科常见病，老年女性比较多见。

选穴

施灸部位

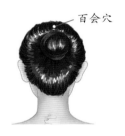
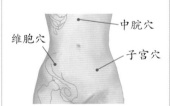
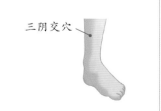

百会穴

中脘穴

维胞穴

子宫穴

三阴交穴

快速定位

百会穴：在前发际正中线后5寸，与两耳尖连线中点交会处。

维胞穴：位于前正中线，脐下3寸，旁开6寸处，当髂前上棘内下方凹陷处。

中脘穴：位于人体腹部上方，前正中线上，脐中上4寸。

子宫穴：在下腹部，当脐中下4寸，旁开3寸处。

三阴交穴：在小腿内侧，当足内踝尖上3寸，胫骨内侧面后缘。

取穴依据

　　中脘穴可补中益气，提高人体元气；子宫穴能调经理气，对子宫脱垂有很好的治疗作用；百会穴为诸阳之会，具有升阳固脱之效；维胞穴，顾名思义，是维持胞宫的穴位，主治子宫脱垂；三阴交穴主治月经不调、崩漏、带下等妇科疾患，对本病治疗效果好。

▌施灸办法

1 百会穴可以隔姜灸，每次艾灸10分钟，每天1次，每次用1厘米左右的艾炷灸5壮即可。

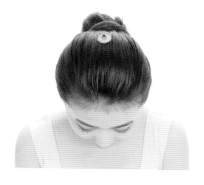

2 维胞穴、中脘穴、子宫穴用多眼艾灸盒灸，每次灸40~60分钟，每日1次。

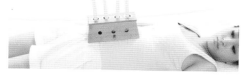

3 三阴交穴可以用艾灸罐艾灸，开始可以每天灸1次，5天后，可以隔天灸1次。

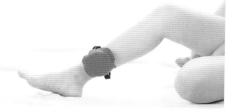

▌其他疗法

【按摩疗法】

用手掌顺时针摩腹60次，按摩重点在小腹部。再分别揉按脐下4寸的中极穴和脐下3寸的关元穴各5分钟。

【饮食疗法】

取猪大肠250克，黑芝麻100克，升麻9克，备用。先将猪大肠洗净，升麻用纱布包好，同黑芝麻一起放入猪大肠中，置砂锅内放水炖烂熟，去除升麻，加调料，分2次食用，每周2~3次。

【提肛运动】

做提肛锻炼对子宫脱垂的治疗有很大帮助。提肛即肛门一紧一松的动作，每日2次，每次10分钟左右。

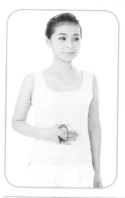
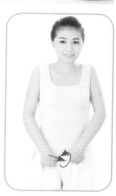

读者反馈

三年前我生宝宝，落下了子宫脱垂的疾病，在单阿姨处针灸治疗，回家后自己配合艾灸，重点灸百会穴。经过十几次治疗，诸症均已减轻，后自己坚持艾灸治疗半年，现在已经痊愈。

【升阳气，驱除宫颈炎】

宫颈炎是育龄期女性的常见病，有急性和慢性之分，临床上多见慢性宫颈炎。宫颈炎主要表现为白带增多，呈脓性黏液，常伴有血丝。滥用抗生素、高浓度阴道洗液、异物、细菌等致病因素对宫颈的长期慢性刺激是导致其发病的主要原因。艾灸治疗本病效果较好。

选穴

施灸部位

关元穴
气海穴
横骨穴

快速定位

气海穴：在下腹部，前正中线上，当脐下1.5寸处。

关元穴：在下腹部，前正中线上，当脐下3寸处。

横骨穴：位于人体的下腹部，当脐中下5寸，前正中线旁开0.5寸。

取穴依据

关元穴能补益人体元阳，增强人体正气；横骨穴属肾经，对生殖系统疾病有独特的疗效；气海穴能升发阳气，阳气足能驱邪外出，对妇科疾病治疗效果很好。

施灸办法

选四眼艾灸盒，将气海穴、关元穴、横骨穴一起艾灸，每次30分钟，每日1次。

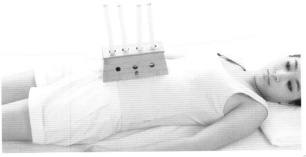

其他疗法

按摩疗法

　　太溪穴位于足内侧，内踝与跟腱之间的凹陷处。取坐位，用拇指按揉本穴1～2分钟，早晚各1次。太溪穴是肾经原穴，有益肾水的作用。经常按揉该穴可益水清源，很好地治疗生殖系统疾病。

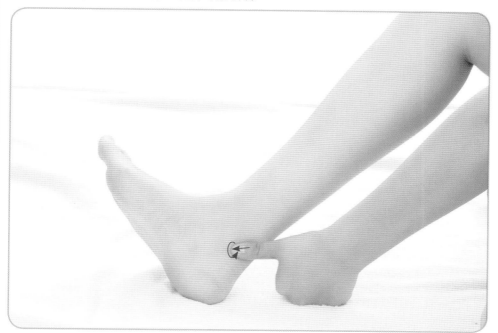

中药冲洗法

　　蒲公英15克，金银花10克，野菊花10克，紫花地丁10克，天葵子10克，煎30分钟，取汁外用。月经之后用一次性注射器（去针头）吸取药液，下蹲后插入阴道口，注射冲洗，每日1次。炎症消退后，再用1个星期即可。

小贴士

　　宫颈炎的自我预防：
　　1. 注意性生活卫生，适当控制性生活次数，杜绝经期性交。
　　2. 及时有效地采取避孕措施，降低人工流产、引产的发生率，减少人为创伤和细菌感染的机会。
　　3. 定期做妇科检查，以便及时发现宫颈炎症，及时治疗。

　读者反馈

　　我患有宫颈炎多年，但是经过艾灸治疗以后，已经完全好了，而且今年已经成功怀孕了。

第四章 关注女性「特区」，妇科烦恼一灸不见了

【驱邪外出，阻断宫颈息肉】

　　宫颈息肉发生的原因，一般认为是慢性炎症长期刺激，引起宫颈内膜的增生堆集，也常见到一小部分患者息肉发生于宫颈阴道部的鳞状上皮部位。息肉可单发，也可多发。多发性息肉往往蒂比较短，呈簇状堆集于宫颈口处。息肉的大小不一，小者直径仅几毫米，大者可达数厘米。

选穴

施灸部位

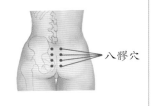
八髎穴

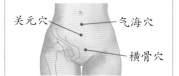
关元穴　　气海穴

横骨穴

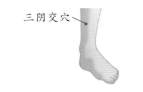
三阴交穴

【 快速定位

八髎穴： 又称上髎、次髎、中髎和下髎，左右共八个穴位，分别在第1、第2、第3、第4骶后孔中，合称"八髎穴"。

气海穴： 在下腹部，前正中线上，当脐下1.5寸处。

关元穴： 在下腹部，前正中线上，当脐下3寸处。

横骨穴： 位于人体的下腹部，当脐中下5寸，前正中线旁开0.5寸。

三阴交穴： 在小腿内侧，当足内踝尖上3寸，胫骨内侧面后缘。

【 取穴依据

　　关元穴能补益人体元阳，增强人体正气；横骨穴属肾经，对生殖系统疾病有独特的疗效；气海穴能升发阳气，阳气足能驱邪外出，对妇科疾病治疗效果很好；三阴交穴可促进任脉、督脉、冲脉的畅通，这三条经络对女性来说很重要。

施灸办法

1 天气温暖，可以使用艾灸盒插艾条来艾灸关元穴、气海穴、横骨穴、八髎穴，使用多眼艾灸盒即可，艾灸40分钟左右，以逐渐适应为度。或者可以用多眼艾灸盒做大面积的艾灸，整个腰部、腹部都可以进行艾灸。时间大约30分钟。

2 三阴交穴可用单眼艾灸盒或艾条温和艾灸。艾灸15~20分钟。

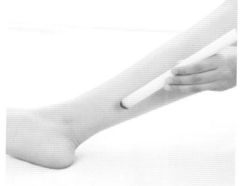

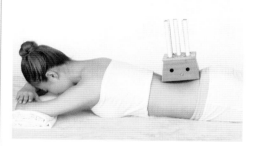

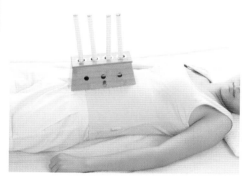

小贴士

宫颈息肉如不及时治疗，可逐渐长大，阻塞宫颈口，引起不孕症，也可造成性交出血或有血性白带。长期慢性炎症形成的宫颈息肉，有恶性病变的可能。所以对于宫颈息肉来讲，一定要及早进行治疗。

读者反馈

我是单老师的忠实粉丝，在单老师的指导和鼓励下，经过几个月的艾灸，见到了成效。今天单位体检，检查报告显示我的宫颈息肉已经没有了，盆腔积液消失了，炎症也减轻了。我记得您经常和我说："用艾灸的方式治疗疾病，其实就是提高身体的正气，增强身体的免疫功能。身体的免疫功能提高了，病邪就会不攻自破。"我觉得是艾灸减轻了我身体的疾病，我还会继续坚持艾灸，希望可以彻底治愈。现在艾灸已经成为我生活中的一部分，我把自己艾灸的结果写在这里，希望大家也能有信心，坚持艾灸治疗疾病。

第四章

关注女性『特区』，妇科烦恼一灸不见了

【助阳暖宫，防治阴道炎】

阴道炎是阴道黏膜及黏膜下结缔组织的炎症，是妇科常见的疾病。由于解剖学及生理学特点，健康女性的阴道对病原体的侵入有自然的防御功能，当其防御功能遭到破坏时，则病原体易侵入，导致阴道炎症。阴道炎临床上以白带的性状发生改变及外阴瘙痒、灼痛为主要特点，性交痛也较为常见；当感染累及尿道时，可出现尿痛、尿急等症状。艾灸治疗阴道炎效果很好。

选穴

施灸部位

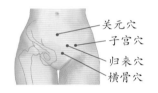

关元穴
子宫穴
归来穴
横骨穴

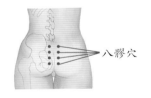

八髎穴

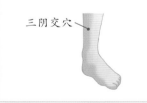

三阴交穴

【 快速定位

关元穴：在下腹部，前正中线上，当脐下3寸处。

子宫穴：在下腹部，当脐中下4寸，旁开3寸处。

归来穴：在下腹部，当脐中下4寸，距前正中线2寸处。

横骨穴：位于人体的下腹部，当脐中下5寸，前正中线旁开0.5寸。

八髎穴：又称上髎、次髎、中髎和下髎，左右共八个穴位，分别在第1、第2、第3、第4骶后孔中，合称"八髎穴"。

三阴交穴：在小腿内侧，当足内踝尖上3寸，胫骨内侧面后缘。

【 取穴依据

子宫穴有较好的助阳暖宫的作用，可补中益气，提高人体元气，并有强壮身体的作用；关元穴能升一身之阳，促进气血运行；三阴交穴可促进任脉、督脉、冲脉的畅通，这三条经络对女性来说很重要；横骨穴属肾经，对生殖系统疾病有独特的疗效；归来穴主治月经不调等妇科疾病。艾灸以上诸穴对妇科疾病的治疗大有帮助，妇科疾病的治愈也有助于女性怀孕。

▌施灸办法

1 可以使用艾灸盒插艾灸条来艾灸关元穴、子宫穴、归来穴，八髎穴，使用四眼艾灸盒即可，艾灸40分钟左右，逐渐适应为度。

2 三阴交穴可用单眼艾灸盒或艾条温和艾灸。艾灸15～20分钟。

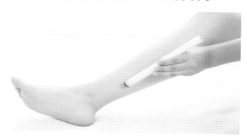

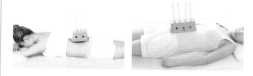

▌其他疗法

【 按摩疗法 】

脾反射区位于左手第4、第5掌骨间，膈反射区与横膈膜反射区之间。用拇指指腹按揉10～20次，力度以产生酸痛感为宜，按揉时节奏要稍慢，以增强渗透力。此法有健脾益气的功效，脾气充足，水湿自消，白带可止，治疗阴道炎效果显著。

【 外治疗法 】

苦参30克，蛇床子20克，雄黄10克，龙胆草15克。将药打碎后用纱布包裹，放入药罐中，加水1500毫升左右，煎煮半小时，去渣取汁，趁热先熏后洗，每次20分钟，每晚临睡前熏洗1次。一般2～7天即可见效，病程较长者7～15天见效。治疗期间需暂停房事，忌辛辣、刺激性食物。

读者反馈

　　我是单阿姨的忠实粉丝，我以前患有真菌性阴道炎，反复发作，还有宫颈糜烂等妇科疾病，这些疾病让我非常痛苦。我在网上无意中发现了单老师的博客，让我看到了希望，于是赶紧加入了艾灸的队伍。我家先生也成为我的得力助手，他帮我艾灸、刮痧、放血，其实他之前不懂这些方法，但是经过一段时间的接触与学习，他现在操作得非常娴熟了。现在他感冒都不吃药，让我帮他刮痧、艾灸，感冒很快会好转。单阿姨一直在强调要坚持艾灸、相信艾灸。目前，以前经常发作的真菌性阴道炎已经好多了，我一定会坚持艾灸，希望可以彻底治愈我的疾病！

【补中益气，减轻盆腔炎】

盆腔炎是指女性盆腔生殖器官及其周围的结缔组织、盆腔腹膜发生的炎症，包括子宫内膜炎、输卵管炎、输卵管卵巢脓肿、盆腔腹膜炎。

选穴

施灸部位

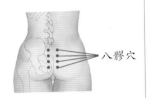
八髎穴

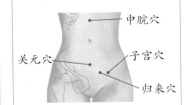
中脘穴
子宫穴
关元穴
归来穴

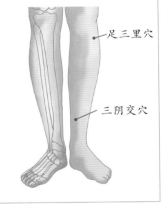
足三里穴
三阴交穴

【 快速定位

八髎穴： 又称上髎、次髎、中髎和下髎，左右共八个穴位，分别在第1、第2、第3、第4骶后孔中，合称"八髎穴"。

中脘穴： 位于人体腹部上方，前正中线上，脐中上4寸。

关元穴： 在下腹部，前正中线上，当脐下3寸处。

子宫穴： 在下腹部，当脐中下4寸，旁开3寸处。

归来穴： 在下腹部，当脐中下4寸，距前正中线2寸处。

足三里穴： 在小腿前外侧，当犊鼻下3寸，胫骨前嵴外侧旁开1寸。

三阴交穴： 在小腿内侧，当足内踝尖上3寸，胫骨内侧面后缘。

【 取穴依据

中脘穴、关元穴、子宫穴三穴有较好的助阳暖宫的作用，可补中益气，提高人体元气，并有强壮作用；归来穴主治绕脐腹痛、脱肛、妇女不孕等；三阴交穴、八髎穴主治月经不调、崩漏、带下、盆腔炎等病症，对本病治疗效果好；足三里穴能扶正固元，补益先后天之气，提高人体免疫力。

施灸办法

1 中脘穴、关元穴、子宫穴、归来穴和八髎穴，可以用多眼艾灸盒同时插多根艾条施灸，每次灸15～20分钟，这期间要根据自己对温度的感应而适当调整艾灸条的高度及热度。

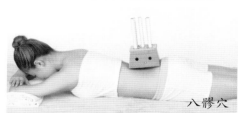

八髎穴

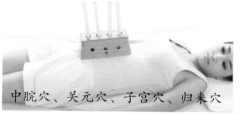

中脘穴、关元穴、子宫穴、归来穴

2 足三里穴、三阴交穴可以用两个艾灸罐同时艾灸，比较节省时间。每穴艾灸10分钟。

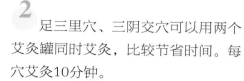
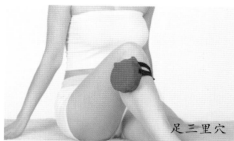

足三里穴

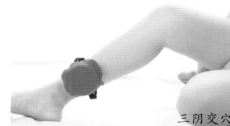

三阴交穴

其他疗法

按摩

1 病人双膝屈曲，用双手提拿小腿腹部数次，痛点部位多施手法。

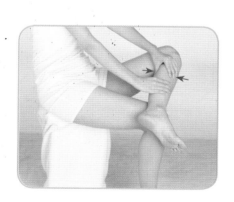

2 用手掌揉按大腿内侧数次。

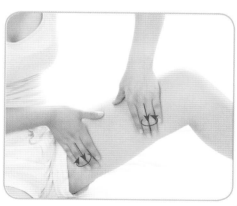

③ 病人用手掌按揉腰骶部数次，提拿两侧带脉。

④ 按压气海穴、关元穴、血海穴、三阴交穴，每穴各1分钟。

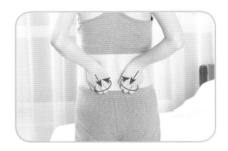
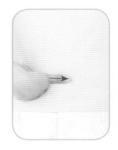
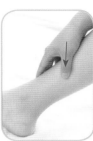

【 拔罐 】

　　在归来穴、关元穴、中脘穴拔罐，三阴交穴、足三里穴拔罐，留罐时间为10～20分钟。

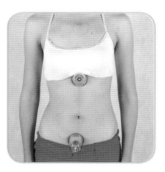
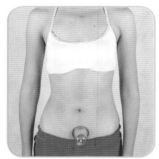
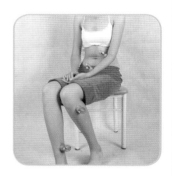

【 艾叶泡洗 】

　　将30克陈艾叶和5克红花放在锅内煮20分钟，使其药效充分发挥。水温放凉大约在40℃，以不会烫伤皮肤为度。患者可以坐在盆内或用手撩起水，冲洗外阴部位。每天可以泡洗1～2次，每次10～20分钟。

　　🍃 读者反馈 ▾

　　　　我是一名盆腔炎患者，看了单桂敏的博客，买了金艾条，每天坚持灸两根，有空了再用粗盐加热敷腹部和腰部，坚持了两个多月，感觉好了很多。去医院全面检查了，一切都恢复正常，我高兴得不得了。

【促进血运，疏通输卵管】

　　一般来说输卵管堵塞没有典型症状，最常见的表现是不孕。中医认为，输卵管不通主要是由痰湿瘀滞、气虚血瘀、肾虚血瘀、寒湿瘀滞等因素造成，故而治疗要以消炎止痛、活血化瘀、益补气血为基本原则。艾灸可以活血化瘀、消炎止痛、疏通经络，治疗女性输卵管不通的病症。

选穴

施灸部位

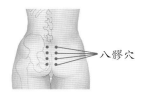

八髎穴

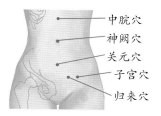

中脘穴
神阙穴
关元穴
子宫穴
归来穴

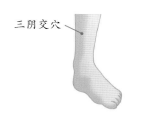

三阴交穴

【 快速定位 】

八髎穴： 又称上髎、次髎、中髎和下髎，左右共八个穴位，分别在第1、第2、第3、第4骶后孔中，合称"八髎穴"。

中脘穴： 位于人体腹部上方，前正中线上，脐中上4寸。

神阙穴： 肚脐中央即神阙穴。

关元穴： 在下腹部，前正中线上，当脐下3寸处。

子宫穴： 在下腹部，当脐中下4寸，旁开3寸处。

归来穴： 在下腹部，当脐中下4寸，距前正中线2寸处。

三阴交穴： 在小腿内侧，当足内踝尖上3寸，胫骨内侧面后缘。

【 取穴依据 】

　　中脘穴、子宫穴有较好的助阳暖宫的作用，可补中益气，提高人体元气，并有强壮作用；神阙穴、关元穴能升一身之阳，促进气血运行；三阴交穴促进任脉、督脉、冲脉的畅通，这三条经络对女性来说很重要。以上诸穴对妇科疾病的治疗也大有帮助，妇科疾病得以治愈也有助于女性怀孕。

施灸办法

1 天气温暖，可以使用艾灸盒插艾条艾灸中脘穴、神阙穴、关元穴、子宫穴、归来穴。八髎穴使用四眼艾灸盒即可，艾灸40分钟左右，以逐渐适应为度。

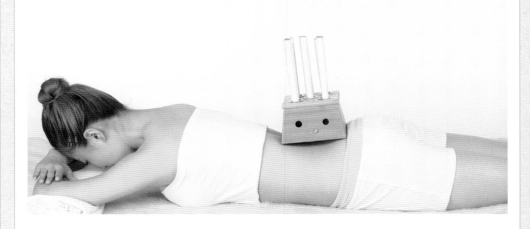

2 三阴交穴可用单眼艾灸盒或艾条温和艾灸。艾灸的时间为15～20分钟。

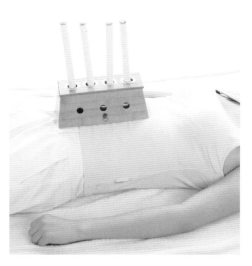

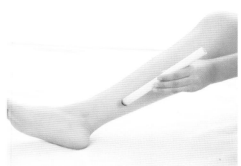

如果天气寒冷，可以腰腹部使用四罐或六罐艾灸罐，肢体使用单罐艾灸罐。艾灸时间为腰腹部艾灸40～60分钟，肢体20～30分钟，逐渐适应。

其他疗法

刮痧疗法

1 分别刮拭关元穴、子宫穴。

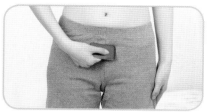

*实际操作时请裸露皮肤

2 沿足太阴脾经走行，自上而下，由地机穴刮拭至三阴交穴，重点加强地机穴、三阴交穴。

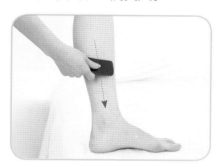

3 沿脊柱两侧，自上而下，由肾俞穴刮拭至次髎穴，重点加强刮拭肾俞穴、次髎穴。用刮痧板的圆角点按胞肓穴。

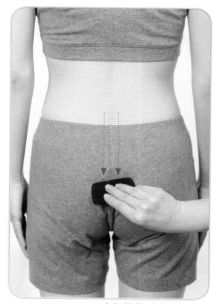

*实际操作时请裸露皮肤

手部反射区按摩

拇指按输尿管区、膀胱区、阴道及子宫区各3分钟。

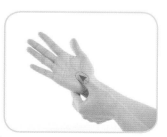
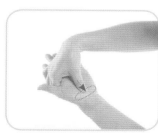

读者反馈

　　我的输卵管左侧远端堵塞，右侧通而不畅，找了许多西医看过后都说没有希望。灸了大约有五个月，去做输卵管造影，结果让我欣喜若狂，两侧输卵管竟然都通了。我的家人都不敢相信，说这是奇迹。

【疏通脉络，缓解附件炎】

附件炎是输卵管炎和卵巢炎的统称。由于输卵管与卵巢的解剖部位相近，因此在临床上输卵管炎、卵巢炎往往同时存在且相互影响。本病的主要症状表现是程度不同的腰腹痛，如小腹隐痛、下腹部坠胀疼痛及腰骶酸痛等，疼痛时轻时重，并伴有白带增多、月经失调等症状。输卵管的慢性炎症，随着病程延长可导致输卵管纤维化、增粗、阻塞，易导致不孕。

▌选穴

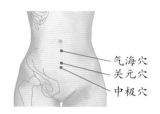

施灸部位

气海穴
关元穴
中极穴

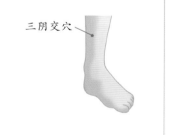

三阴交穴

【 快速定位

气海穴：在下腹部，前正中线上，当脐下1.5寸处。

关元穴：在下腹部，前正中线上，当脐下3寸处。

中极穴：位于下腹部，前正中线上，当脐中下4寸处。

三阴交穴：在小腿内侧，当足内踝尖上3寸，胫骨内侧面后缘。

【 取穴依据

关元穴、气海穴能生发阳气、培补元阳；中极穴对生殖系统疾病有独特的治疗作用，特别是对附件炎的治疗效果显著；三阴交穴能保养子宫和卵巢，促进任脉、督脉、冲脉的畅通，对附件相关疾病的治疗大有帮助。

▌施灸办法

1 用三眼艾盒灸插入艾条，灸中极穴、关元穴、气海穴，每日1次。开始灸腹部时至少15分钟，逐步增加到30分钟，

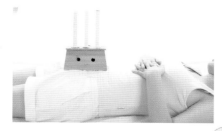

2 三阴交穴用温和灸，每次灸30分钟，每日2~3次。

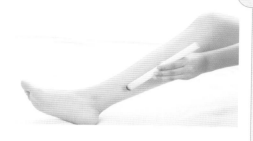

▌其他疗法

【 按摩疗法 】

按压三阴交穴：三阴交穴位于小腿内侧，内踝尖上3寸，胫骨内侧缘后方。用拇指或中指指尖按压该穴，每次3~5分钟，力度以产生酸痛感为宜，每日3~5次。三阴交穴属于足太阴脾经，有补肾固精的功效，适用于早泄、遗精、阳痿、阴茎痛、疝气、附件炎、月经不调、崩漏、白带异常、子宫脱垂等多种病症。

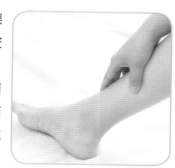

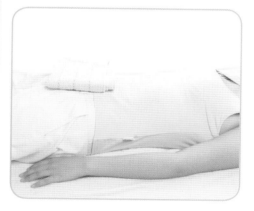

【 热敷疗法 】

选用第四代医用海盐，放于微波炉中加热。加热时可在盐袋上洒些水，再套上塑料袋，用中火加热2分钟，稍烫手为好。裹上毛巾敷在患处（两侧下腹部），一般热敷时间在30分钟到1小时，对附件炎有很好的治疗效果。

【 饮食疗法 】

取薏米30克，红花10克，小米适量，备用。先将薏米、红花放入水中煎煮，去渣取汁，放入小米煮粥，熟后直接服食。本方具有清热、利湿、活血的作用，适合附件炎患者服用。

> **读者反馈**
>
> 我在人工流产后患了慢性盆腔炎与附件炎，在电视上看到单老师介绍艾灸，决定放弃吃药，试试艾灸。坚持艾灸了两个月，再去医院做检查，医生告诉我，我的盆腔炎与附件炎都好了，我听了以后很开心，在此向单老师表示感谢！

【活血化瘀，清除卵巢囊肿】

卵巢囊肿是指卵巢内有囊性肿物的形成，可分为肿瘤性和非肿瘤性两类。在进行艾灸前要去医院检查，排除卵巢肿瘤。卵巢囊肿在临床上多表现为小腹疼痛、不适，白带增多、色黄、异味，月经失常，常可触及小腹有可推动的肿块，一般无触痛感。中医认为，此病属于"症瘕"的范畴，故会有严重的痛经。艾灸治疗以活血化瘀、行气止痛为主，兼顾扶植元气，效果不错。

▌选穴

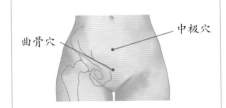
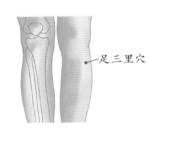
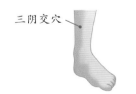

施灸部位

曲骨穴

中极穴

足三里穴

三阴交穴

【 快速定位

中极穴： 位于下腹部，前正中线上，当脐中下4寸处。

曲骨穴： 位于腹部前正中线上，耻骨联合上缘的中点处。

足三里穴： 在小腿前外侧，当犊鼻下3寸，胫骨前嵴外侧旁开1寸。

三阴交穴： 在小腿内侧，当足内踝尖上3寸，胫骨内侧面后缘。

【 取穴依据

中极穴、曲骨穴均位于任脉上，对泌尿、生殖系统疾病有独特的治疗作用，且两穴位于下腹部，在卵巢附近，对卵巢囊肿治疗效果好；足三里穴可以扶正固元；三阴交穴属于三条阴经交会的穴位，对于治疗妇科疾病起到很重要的调节作用。艾灸这些穴位对妇科疾病治疗大有帮助，对子宫和卵巢疾病的治疗有较好的效果。

施灸办法

1 曲骨穴、中极穴用双眼艾灸盒，每次灸30分钟，每日1次。

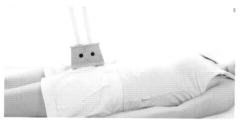

2 足三里穴、三阴交穴用温和灸，每次灸30分钟以上，每日1次。

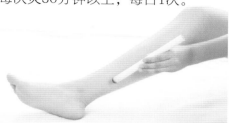

其他疗法

按摩疗法

拇指按压足部：用拇指指腹推压两足底中央和足跟骨外侧区10～20次，力度以产生酸痛感为宜，按压时节奏要稍慢，以增强渗透力。此法能很好地治疗卵巢囊肿。

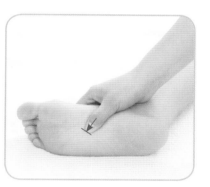
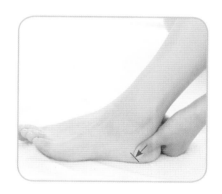

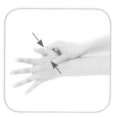

拇指掐压肾穴：肾穴位于第2掌骨体近心段桡侧，脾胃穴与足穴连线的中点。用拇指指尖掐压对侧手上的肾穴约2分钟，力度以产生酸痛感为宜。此法具有补益肾精的功效。适用于经闭、痛经、卵巢囊肿等妇科疾病。

> **读者反馈**
>
> 我今年35岁，由于卵巢囊肿一直都没有怀上孩子，一次偶然的机会接触了艾灸，坚持艾灸一个多月，就把将近50毫米（40毫米×40毫米×37毫米）的卵巢囊肿灸掉了，这不得不说是一个奇迹。

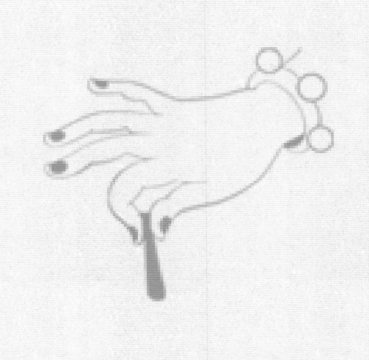

【第五章】

女人三期要用心，特殊时期更要『艾』自己

从懵懂无知的少女时期，到成熟智慧的晚年，一般女性一生中要经历三个特殊的时期，即经期、孕期及更年期，在这些时期里，要特别注意日常保健。女性经历的这三个特殊时期，也是最容易出现健康问题的时期。用艾灸可以为身体增加正气，固本培元，调理女性的身体，使女性的生殖器官、神经内分泌系统正常运转，让女性散发出迷人魅力。

【解决女性痛经的神奇艾灸】

痛经是指在经期或经行前后，出现周期性小腹疼痛或痛引腰骶，甚则剧痛晕厥为主要临床表现的疾病，又称"经行腹痛"，以青年女性较为多见。痛经分为原发性和继发性两种，原发性痛经指生殖器官无明显异常者；继发性痛经多由生殖器官的某些器质性病变，如盆腔子宫内膜异位症、子宫腺肌病、慢性盆腔炎、子宫肌瘤等疾病引起。

▌选穴

施灸部位

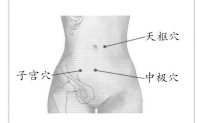

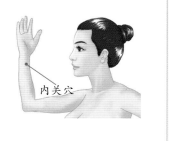

内关穴

【 快速定位

天枢穴：位于人体中腹部，脐旁开2寸。

中极穴：位于下腹部，前正中线上，当脐中下4寸处。

子宫穴：在下腹部，当脐中下4寸，旁开3寸处。

内关穴：在前臂掌侧，当曲泽与大陵的连线上，腕横纹上2寸，掌长肌腱与桡侧腕屈肌腱之间。

【 取穴依据

内关穴可行气活血、缓急止痛，对气滞血瘀型痛经的疗效显著；中极、天枢、子宫三穴对月经不调、痛经等有很好的治疗作用。艾灸这些穴位能促进局部气血通畅，"通则不痛"。

▌施灸办法

1 中极穴、天枢穴、子宫穴用多眼艾灸盒灸。每次每穴灸30分钟，每日1次，月经前10天开始灸，月经来到即停。

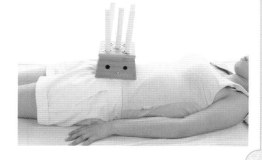

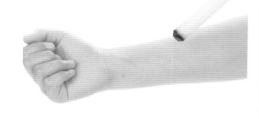

2 内关穴用温和灸。每次30分钟，每日1次，月经前10天开始灸，月经来到即停。

▌其他疗法

【按摩疗法】

1 用手指或掌根揉按腰背部第11胸椎至第2腰椎，并揉按两侧的肌肉及命门穴、脾俞穴、肾俞穴、志室穴等穴位。

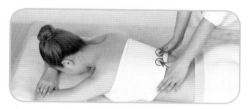

2 用手指揉按腹部疼痛的肌肉及神阙穴、气海穴、关元穴、天枢穴等穴位，对治疗本病有很大帮助。

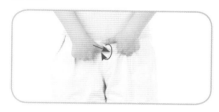

【饮食疗法】

方法一：益母草煮鸡蛋。取鸡蛋2个，益母草30克，元胡15克，放入砂锅中，加入适量清水同煮，鸡蛋熟后去壳再煮片刻，去药渣，吃蛋喝汤。经前1~2天开始服用，每日1剂，连服5~7天。

方法二：蜂蜜热奶。在月经期间，每晚临睡前喝一杯加蜂蜜的热牛奶，可减轻或消除经期的诸多不适。

> **小贴士**
>
> 如加灸关元穴、三阴交穴等穴位，且艾灸完成后用手掌大鱼际按摩这些穴位，效果会更好。艾灸后，喝红糖水、生姜汤或大枣茶，有助于排除瘀血、温暖子宫。

> **读者反馈**
>
> 我还在上学，艾灸方法比较简单，就用一个艾灸盒，灸神阙穴、关元穴、气海穴这3个穴位。经过十多天的治疗，月经来的时候，我一点儿痛感都没有了，我绝对没有夸大其词，这件事情是真的！我看了很多医生、吃了很多药，都没治好我的痛经，也饱受精神折磨。没想到只艾灸了十多天，就治好了我的痛经！

【对号入座，治疗月经后期及月经过少】

　　月经后期及月经量少的患者，分血虚、肾虚、血寒、气滞四型，在艾灸时应分型治疗。希望大家能够根据自己的症状对号入座，有针对性地治疗。但是对于月经后期和月经量少的女性最主要的还是调整好心态，避免精神压力过大，有规律地生活，还要注意饮食，不要吃寒凉的食物，慢慢调整身体。

选穴

施灸部位

命门穴　八髎穴　肩井穴　膻中穴　关元穴　子宫穴　归来穴　内关穴　涌泉穴　足三里穴　三阴交穴　太冲穴

【 快速定位

肩井穴： 大椎与肩峰端连线的中点上，前直对乳中。

命门穴： 人体后正中线上，第2腰椎棘突下凹陷中。

八髎穴： 又称上髎、次髎、中髎和下髎，左右共八个穴位，分别在第1、第2、第3、第4骶后孔中，合称"八髎穴"。

膻中穴： 在胸部前正中线上，平第4肋间，两乳头连线之中点。

关元穴： 在下腹部，前正中线上，当脐下3寸处。

子宫穴： 在下腹部，当脐中下4寸，旁开3寸处。

归来穴： 在下腹部，当脐中下4寸，距前正中线2寸处。

涌泉穴： 足底前1/3处可见有一凹陷，按压有酸痛感。

内关穴： 在前臂掌侧，当曲泽与大陵的连线上，腕横纹上2寸，掌长肌腱与桡侧腕屈肌腱之间。

足三里穴： 在小腿前外侧，当犊鼻下3寸，胫骨前嵴外侧旁开1寸。

三阴交穴： 在小腿内侧，当足内踝尖上3寸，胫骨内侧面后缘。

太冲穴： 在足背第1、第2跖骨结合部前凹陷中。

【 分型治疗原则 】

　　血虚型：月经时间延后，量少色淡、清稀，伴有眩晕、失眠、心慌等症状，面色苍白、神疲乏力者，属于血虚型月经不调。

　　肾虚型：有些患者经期延后，月经初潮来得较迟，如果再加上月经量较少，伴有腰酸背痛等症状，则属于肾虚型的月经不调，应该从补肾养血入手调治。

　　血寒型：血寒型其实很好判断，如果在月经周期延后、量少色暗、有血块的基础上，还伴有小腹冷痛、喜温喜按、得热则减等症状，就属于这个类型的月经不调了，治疗宜温经散寒、调经。

　　气滞型：月经周期延后、量少色暗、有血块、排出不畅，并伴有小腹胀痛、乳胀胁痛、精神抑郁等症状，就属于气滞型的月经不调，治疗要以行气活血为主。

▌【 施灸办法 】

1　　血虚型：艾灸治疗选膻中穴、关元穴、子宫穴、内关穴、涌泉穴五穴。膻中穴、关元穴、子宫穴、内关穴用隔姜灸或温和灸。涌泉穴可以用艾灸罐灸。每处灸20分钟，每天1次。

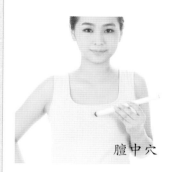
膻中穴

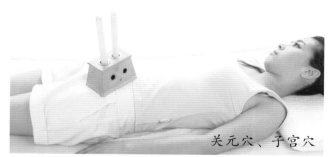
关元穴、子宫穴

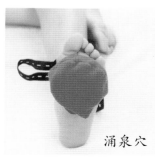
涌泉穴

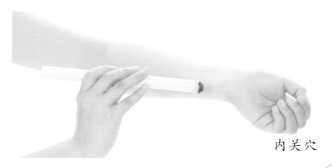
内关穴

2 肾虚型：艾灸选八髎穴、归来穴、三阴交穴三个穴位。用隔姜灸或温和灸，每个穴位每天艾灸1次，每次以20分钟为好。

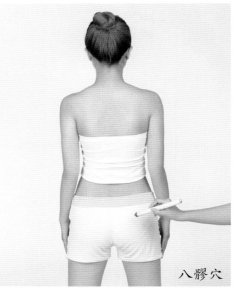

八髎穴

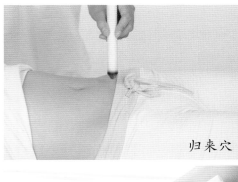

归来穴

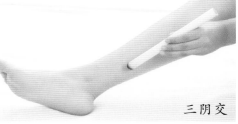

三阴交

3 血寒型：艾灸选关元穴、八髎穴、三阴交穴、足三里穴。在这四个穴位采用温和灸或隔姜灸，每个穴位灸20分钟，每天2次。

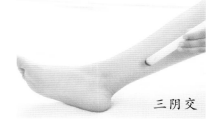

三阴交

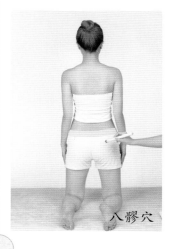

八髎穴

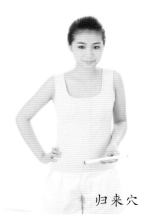

归来穴

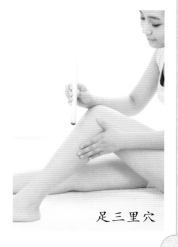

足三里穴

4 气滞型：取关元穴、命门穴、肩井穴、太冲穴，肩井穴和太冲穴可用清艾条温和灸，关元穴、命门穴可用艾灸盒或艾灸罐施灸，也可以用清艾条温和灸。以上穴位每天艾灸1次，每次15分钟，灸的时候如果出现打嗝或排气现象则为最好。

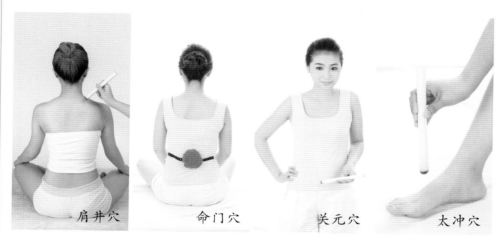

肩井穴　　　命门穴　　　关元穴　　　太冲穴

其他疗法

饮食疗法

山楂饮：生山楂50克，红糖30克。生山楂洗净，去核，与红糖一起用水煎服。趁热服食，食山楂肉、饮汤。

按摩疗法

以双手中指、示指或掌根部按揉子宫穴。每次3～5分钟，每日1～2次。

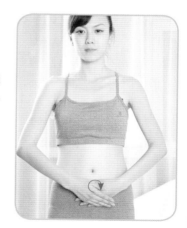

📗 读者反馈

> 很久以前我就有月经周期不正常的现象，有时50～60天才来一次月经，间隔时间很长，而且每次月经最开始的2～3天，量很少，呈巧克力色，中间3～4天量和颜色才正常，后面的2～3天又变得很少，呈巧克力色。后来我用单阿姨的方法开始艾灸，大概到2010年3月的时候，我的月经周期就基本恢复正常了，两次月经间隔一般都在28～35天，我要特别感谢单阿姨。

【固血摄血，调整月经先期或月经过多】

　　月经过多是指月经周期基本正常，经量明显增多的女性月经病，也称"经水过多"。西医认为引起月经过多的原因有：雌激素分泌过多、妇科的器质性病变、全身疾病、精神因素等。中医认为月经过多和月经先期的病因一致，都是由于气不摄血、血热动血、瘀滞胞脉、痰湿凝结照海穴这四个原因。长期的月经过多和月经先期（月经提前7天以上）可导致贫血发生。

选穴

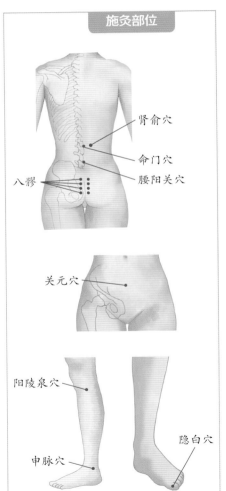

施灸部位

肾俞穴
命门穴
腰阳关穴
八髎
关元穴
阳陵泉穴
申脉穴
隐白穴

【 快速定位

肾俞穴： 在第2腰椎棘突下，旁开1.5寸处。

命门穴： 人体后正中线上，第2腰椎棘突下凹陷中。

腰阳关穴： 在腰部，身体后正中线上，第4腰椎棘突下凹陷中。

八髎穴： 又称上髎、次髎、中髎和下髎，左右共八个穴位，分别在第1、第2、第3、第4骶后孔中，合称"八髎穴"。

关元穴： 在下腹部，前正中线上，当脐下3寸处。

阳陵泉穴： 在小腿外侧，当腓骨头前下方凹陷处。

申脉穴： 在外踝直下，当外踝下缘凹陷中。

隐白穴： 在足大趾末节内侧，趾甲角旁0.1寸。

124

【 分型治疗原则 】

气不摄血：月经色淡红，质清稀，面色无华，容易心慌，气短懒言者，属于气不摄血，治疗应该以补气摄血为主。

血热动血：月经色鲜红或深红，质黏稠或有小血块，心烦口渴，尿黄便结者，属于血热动血型，应以清热、凉血、调血为主。

瘀滞胞脉：经血紫黑，夹有血块，小腹刺痛者，属于瘀滞胞脉证，要以活血调经为主。

痰湿凝结照海穴：月经质黏稠，形体肥胖，胸闷泛恶，食少多痰，头身困重，带下多者，属于痰湿凝结照海穴，治疗应以祛痰燥湿为原则。

▌施灸办法

1 用艾灸罐灸腰阳关穴、肾俞穴、命门穴，每次灸15~20分钟，每天灸1次。

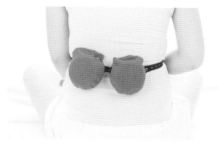

3 用艾条直接灸关元穴，每次灸15~20分钟，每天灸1次。

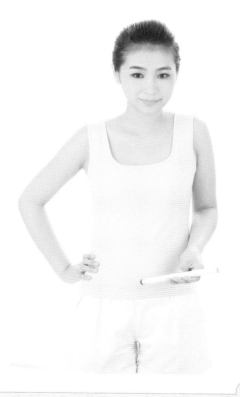

2 用艾条直接灸八髎穴，每次灸15~20分钟，每天灸1次。

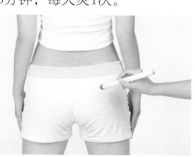

4 用艾灸罐灸阳陵泉穴，每次灸15~20分钟，每天灸1次。

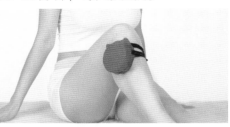

6 用艾条直接灸隐白穴，每次灸15~20分钟，每天灸1次。

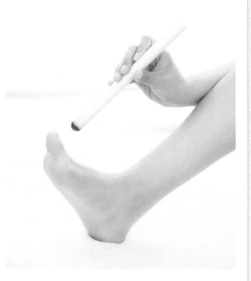

5 用艾条直接灸申脉穴，每次灸15~20分钟，每天灸1次。

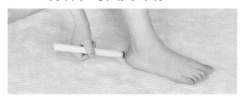

其他疗法

饮食疗法

益母草煮鸡蛋：益母草50克，鸡蛋2个。将鸡蛋洗净，与益母草一起加水适量同煮，至鸡蛋熟后捞出，剥去蛋壳后，再放回原汤中，煮片刻，去药渣。吃蛋饮汤。于月经前，每日1次，连服数日。

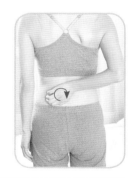

按摩疗法

掌根部按揉命门穴3~5分钟，以产生酸痛感为度，每日3~5次。

> **读者反馈**
>
> 近一年来，我每个月的经期都会持续20多天。今年4月份去医院检查，医生说是月经不调，要求月经后第7天开始吃药，结果吃药期间有效果，但一停药又反复。我的心情受到影响。后来我按单阿姨讲述的方法进行艾灸，小腹部灸30分钟，后腰部灸20分钟，坚持了一段时间，月经基本恢复正常了。我现在心情好多了，真心感谢单阿姨帮我解除了烦恼。

【孕育生命，女性从养"精"开始】

《黄帝内经》中讲：42岁时，三阳经脉气血衰弱，面部憔悴无华，头发开始变白。49岁时，任脉气血虚弱，太冲穴脉的气血也衰减了，天癸枯竭，月经断绝，所以形体衰老，失去了生育能力。但是只要将身体调整到"任脉通畅，太冲穴脉旺盛，月经按时来潮"，也就是说要及时补充气血，到气血充盛的时候，同样可以有生育子女的能力。中医认为，气可以推动血液运行，血可以运载气，气血相互助推，"气虚则血少，血少则气虚"，中医临床上补气和补血是同时进行的。

选穴

施灸部位

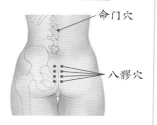
命门穴

八髎穴

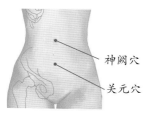
神阙穴

关元穴

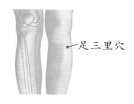
足三里穴

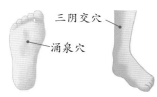
三阴交穴

涌泉穴

【 快速定位

命门穴： 人体后正中线上，第2腰椎棘突下凹陷中。

八髎穴： 又称上髎、次髎、中髎和下髎，左右共八个穴位，分别在第1、第2、第3、第4骶后孔中，合称"八髎穴"。

神阙穴： 肚脐中央即神阙穴。

关元穴： 在下腹部，前正中线上，当脐下3寸处。

足三里穴： 在小腿前外侧，当犊鼻下3寸，胫骨前嵴外侧旁开1寸。

涌泉穴： 足底前1/3处可见有一凹陷，按压有酸痛感。

三阴交穴： 在小腿内侧，当足内踝尖上3寸，胫骨内侧面后缘。

【 取穴依据

神阙穴能温阳救逆，有很好的补气生血的作用；命门穴能提升人体阳气，驱邪外出；三阴交穴能促进任脉、督脉、冲脉的畅通，这三条经络对女性来说很重要；关元穴能培补元气；涌泉穴有很好的调和阴阳的作用；八髎穴能提升人体内的阳气。

127

施灸办法

　　肢体上的穴位可以选用温和灸的方式，腹部、后背、腰部的穴位可以选择适当的艾灸盒或艾灸罐施灸。不建议每天艾灸，还是要以自己适应为度，循序渐进艾灸，切记不要灸得太过。

1 用艾灸罐灸命门穴，每次灸15~20分钟。

2 用艾灸条直接灸八髎穴，每次灸15~20分钟。

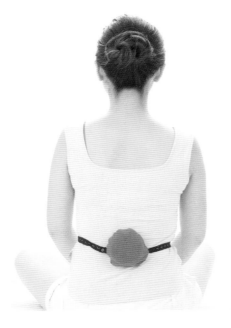

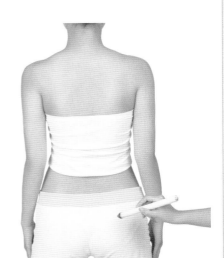

3 用艾灸盒灸神阙穴，每次15~20分钟。

4 用艾条直接灸关元穴，每次灸15~20分钟。

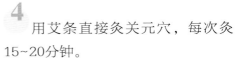

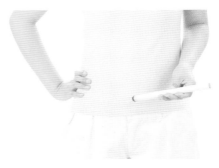

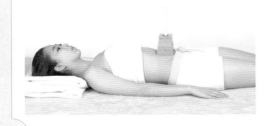

5 用艾条直接灸足三里穴，每次灸15~20分钟。

6 用艾条直接灸三阴交穴，每次灸15~20分钟。

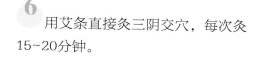

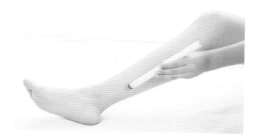

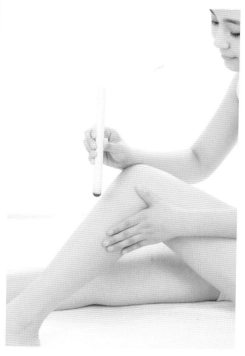

7 用艾灸罐灸涌泉穴，每次灸15~20分钟。

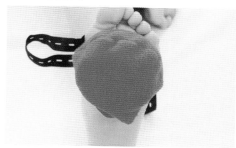

▌其他疗法

【 饮食疗法 】

当归炖猪蹄：两只猪蹄，当归5克，适量的葱、姜、料酒、花椒、盐等调料。先将猪蹄洗净，切成大块，在开水中煮两分钟，去其腥味后捞出。然后在锅内加水，水沸腾后放入猪蹄、当归及适量调料，用大火烧开，之后用小火煮至猪蹄熟烂。这个食疗法方不仅可以补气血，对于分娩后催乳也有一定的功效。

> 🍵 读者反馈 ▾
>
> 我已经40多岁了，由于年轻时做过两次流产，导致再没能怀孕，多年来一直盼望能有自己的孩子。一个偶然的机会，在电视上看到了单阿姨的节目，于是开始了艾灸，居然真的让我在这个年纪怀孕了，真的要感谢单阿姨！很多人不相信像我这个年纪的人能怀孕，但在艾灸的作用下我真的怀孕了！我终于怀孕了！我真的太兴奋了！

【活血通络，调整女性闭经问题】

中医将闭经称为经闭。闭经的原因多由先天不足，体弱多病，或多产房劳，肾气不足，精亏血少；大病、久病、产后失血，或脾虚生化不足，冲任血少；情态失调，精神过度紧张或受刺激，气血瘀滞不行；肥胖之人，多痰多湿，痰湿阻滞冲任等引起。闭经的常见证型有：肾虚精亏型闭经、气血虚弱型闭经。

选穴

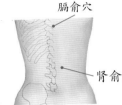
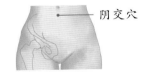
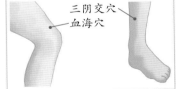

施灸部位

膈俞穴
肾俞穴
阴交穴
三阴交穴
血海穴

快速定位

膈俞穴： 第7胸椎棘突下，旁开1.5寸处。

肾俞穴： 在第2腰椎棘突下，旁开1.5寸处。

阴交穴： 在下腹部前正中线上，当脐下1寸处。

血海穴： 屈膝，在髌骨内上缘上2寸，股四头肌内侧头的隆起处。

三阴交穴： 在小腿内侧，当足内踝尖上3寸，胫骨内侧面后缘。

取穴依据

肾俞穴可以补益肾精；阴交穴是冲脉任脉交会穴，阴交穴可以通调冲任，配三阴交穴统调经脉以行气血，加膈俞穴、血海穴以补血。

施灸办法

1 用四眼艾灸盒或六眼艾灸盒艾灸肾俞穴、膈俞穴，腰腹部艾灸总体时间为30～40分钟。也可用四罐或六罐艾灸罐艾灸腰腹部。

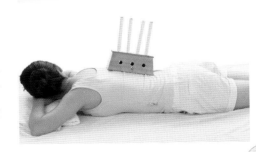

2 用单眼艾灸盒艾灸阴交穴，腰腹部艾灸总体时间为30～40分钟。也可用四罐或六罐艾灸罐艾灸腰腹部。

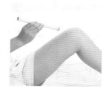

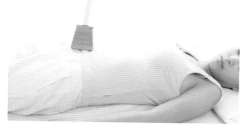

3 直接用艾条艾灸血海穴，每次艾灸15~20分钟。

4 直接用艾条艾灸三阴交穴，每次艾灸15～20分钟。

其他疗法

按摩疗法

1 先以手掌由轻到重按压小腹部10次左右，然后掌摩腹部5～8分钟，按揉关元穴、气海穴各1～3分钟，最后用双手提拿小腹部肌肉10次左右，手法应和缓。

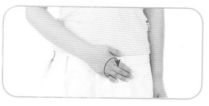

2 掌推摩腰骶部，以有热感为度；再用双拇指按揉肝俞穴、脾俞穴、肾俞穴各1分钟。每日1次，至愈为度。

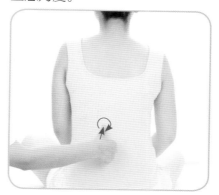

饮食疗法

桂圆薏米粥：桂圆肉10克，薏米30克，红糖适量。桂圆肉与薏米同煮粥。食用时加入红糖即可。每日1次。可健脾养血，调经。主治气血虚弱型的闭经。

> 📖 读者反馈
>
> 我是在生完孩子后7个月才来的月经，开始月经基本正常，但是持续了半年就闭经了，一直到现在。也看过很多医生，服药期间也是一年只来1～2次月经。后来看了单阿姨的博客，于是在家自己做艾灸，只是简单地艾灸了关元穴、三阴交穴、气海穴等穴位，仅仅两个月，效果就很明显。我会继续坚持艾灸，有好消息第一时间跟阿姨汇报。

【 艾灸为宝宝搭建"温床" 】

　　女性的子宫是孕育胎儿的地方，是胎儿从受精卵发育成人体的生长环境。温暖的子宫是适合宝宝生长的环境，如果子宫内冷冷的，宝宝也不愿意在里面多待。因此，女性朋友们在怀孕之前一定要为自己的宝宝创造一个温暖的环境，那么用艾灸来暖宫就是最好的选择。

选穴

施灸部位

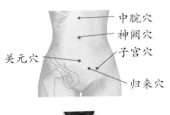
中脘穴
神阙穴
子宫穴
关元穴
归来穴

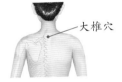
大椎穴

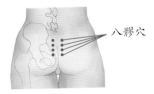
八髎穴

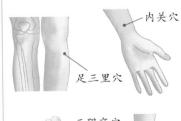
内关穴
足三里穴

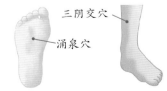
三阴交穴
涌泉穴

快速定位

中脘穴： 位于人体腹部上方，前正中线上，脐中上4寸。

神阙穴： 肚脐中央即神阙穴。

关元穴： 在下腹部，前正中线上，当脐下3寸处。

子宫穴： 在下腹部，当脐中下4寸，旁开3寸处。

归来穴： 在下腹部，当脐中下4寸，距前正中线2寸处。

大椎穴： 后正中线上，第七颈椎棘突下凹陷中。

八髎穴： 又称上髎、次髎、中髎和下髎，左右共八个穴位，分别在第1、第2、第3、第4骶后孔中，合称"八髎穴"。

足三里穴： 在小腿前外侧，当犊鼻下3寸，胫骨前嵴外侧旁开1寸。

内关穴： 在前臂掌侧，当曲泽与大陵的连线上，腕横纹上2寸，掌长肌腱与桡侧腕屈肌腱之间。

涌泉穴： 足底前1/3处可见有一凹陷，按压有酸痛感。

三阴交穴： 在小腿内侧，当足内踝尖上3寸，胫骨内侧面后缘。

【取穴依据】

想要宝宝，最主要的就是温暖子宫了，我们可以把子宫围绕起来艾灸，从正面选神阙穴、关元穴、子宫穴、归来穴，这些穴位都在小腹部，背面选八髎穴（上髎、次髎、中髎、下髎），同时加足三里穴使自己的体质更加强壮，加三阴交穴给我们的身体补充气血。有主穴和配穴，将宝宝的房间灸得暖暖的，干干净净的，里面没有囊肿和积液，宝宝自然会来的。

【施灸办法】

1 用艾灸罐艾灸大椎穴，天气温暖时可以灸40分钟，天气寒冷时灸40~60分钟。也可以选择用单眼艾灸盒进行艾灸。

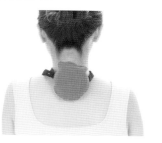

2 直接艾灸八髎穴，天气温暖时可以灸40分钟，天气寒冷时灸40~60分钟。也可用多眼艾灸盒或艾灸罐进行艾灸。

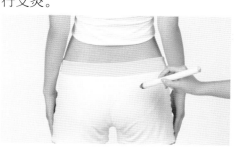

3 用多眼艾灸盒艾灸中脘穴、神阙穴、关元穴、归来穴、子宫穴，天气温暖时可以灸40分钟，天气寒冷时灸40~60分钟。也可以选择用艾灸条直接进行艾灸。

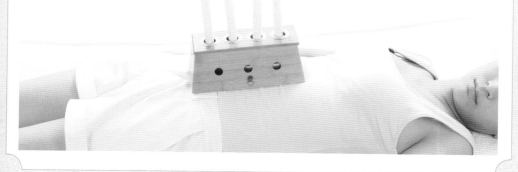

4 用艾条灸内关穴，天气温暖时可以灸15～20分钟，天气寒冷时灸20～30分钟。也可以选择用单眼艾灸盒或艾灸罐进行艾灸。

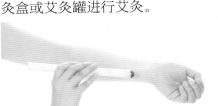

5 用艾条灸足三里穴，天气温暖时可以灸15～20分钟，天气寒冷时灸20～30分钟。也可以选择用单眼艾灸盒或艾灸罐进行艾灸。

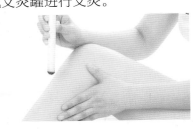

6 用艾条灸三阴交穴，天气温暖时可以灸15～20分钟，天气寒冷时灸20～30分钟。也可以选择用单眼艾灸盒或艾灸罐进行艾灸。

7 用艾灸罐灸涌泉穴，天气温暖时可以灸15～20分钟，天气寒冷时灸20～30分钟。也可以选择用单眼艾灸盒进行艾灸。

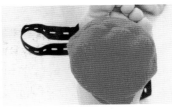

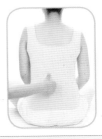
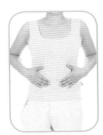

其他疗法

按摩疗法

宫寒不孕可点按腹部的气海穴、天枢穴、归来穴、曲骨穴，腰背部的命门穴、肾俞穴、腰眼穴。

读者反馈

我多年来一直受痛经的困扰，并且在医院妇科检查出有宫寒、卵泡发育不好等问题，医生说这样的情况不容易受孕。经朋友介绍，我在网上了解到艾灸可以治疗宫寒，为了治好自己的痛经，开始每天坚持艾灸，经期也不停止。刚开始艾灸的时候，腰部起了很多疱，但一直没有停止艾灸。经过3个月的艾灸治疗，痛经问题不那么明显了，更值得高兴的是我怀孕了！十分感谢单阿姨贡献这么好的治疗方法，真是解决了我的大问题。

【选择好方法，顺利度过更年期】

更年期综合征是指由雌激素水平下降而引起的一系列全身性症状。某些更年期女性由于卵巢功能减退较快，身体不能适应其变化，从而出现一系列不同程度的症状，如月经变化、面色潮红、心悸、失眠、乏力、抑郁、多虑、情绪不稳、易激动、注意力难集中等，称为"更年期综合征"。中医认为，更年期综合征是因肾气不足、气血亏虚以至阴阳平衡失调造成的。艾灸治疗更年期综合征效果很好。

▌选穴

施灸部位

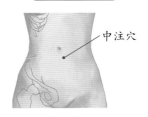
中注穴

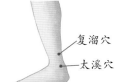
复溜穴
太溪穴

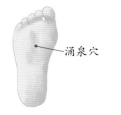
涌泉穴

【 快速定位

中注穴： 位于脐中下1寸，前正中线旁开0.5寸处。

复溜穴： 在小腿内侧，太溪穴直上2寸处，跟腱的前缘。

太溪穴： 人体足内侧，足部内踝后方和足跟骨筋腱之间的凹陷处。

涌泉穴： 足底前1/3处可见有一凹陷，按压有酸痛感。

【 取穴依据

所选穴位均为足少阴肾经穴位，灸这些穴位有很好的补益肾精、肾气的作用，对调和肾阴肾阳有较大的帮助。

▌施灸办法

1 用艾灸盒温和灸中注穴15~20分钟。

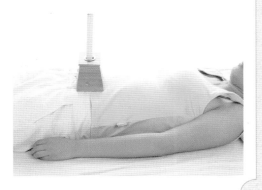

2 用艾条温和灸太溪穴15~20分钟。

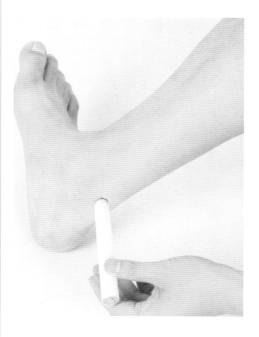

3 用艾条温和灸复溜穴15~20分钟。

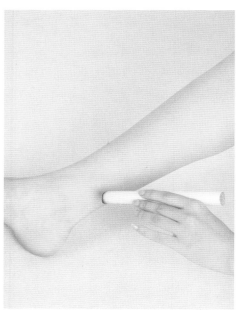

4 把艾灸罐绑在足底，艾灸涌泉穴15~20分钟。

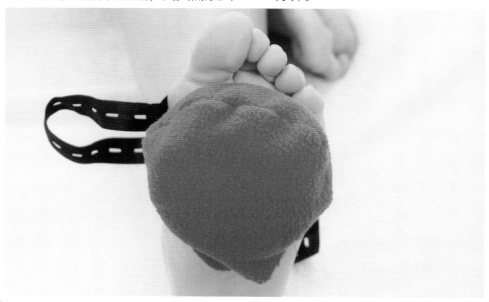

其他疗法

刮痧疗法

从下往上刮膀胱经，从上往下刮督脉，可以调整脏腑气血、畅通全身阳气。采用逐步加重的手法，不拘时间，以微微出痧为宜。

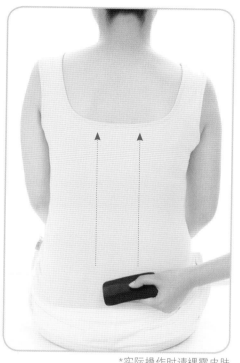

*实际操作时请裸露皮肤

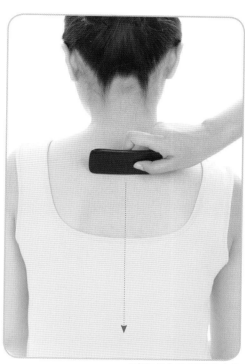

*实际操作时请裸露皮肤

艾叶泡脚法

更年期失眠的患者可以在睡觉前准备50克艾叶，煎煮后泡脚。

🍵 读者反馈·

我是一位48岁的女性。1年前，我发现自己的月经有些不稳定，有时一连两三个月没有月经，一旦来了经量就特别多，而且脾气变差，可能是我已经到了更年期。和朋友聊天得知通过艾灸可以改善更年期的不适症状，因此我尝试用艾灸调理自己的身体。我灸了关元穴、神阙穴、子宫穴、归来穴、气海穴、八髎穴、膻中穴、三阴交穴、内关穴、足三里穴、命门穴、肩井穴、太冲穴。经过一段时间的治疗，我发现月经比以前正常了，每次月经持续时间不超过7天，而且心情也好多了。女性在更年期的时候一定要注意保养自己。

【调理气血，扫除产后恶露不尽】

产后恶露不尽是指孕妇分娩20天后子宫内仍有余血和浊液排出，主要是由气血运行失常、血瘀气滞引起的。如不及时治疗，迁延日久，则可能导致局部或全身性感染，严重者可导致败血症。恶露不尽还易诱发产后出血，甚至大出血休克，危及产妇的生命。艾灸治疗产后恶露不尽效果不错。

▌选穴

施灸部位

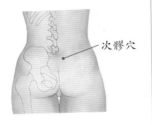

次髎穴

关元穴　　　子宫

【 快速定位

次髎穴： 位于髂后上棘与正中线连线中点处，当第2骶后孔中。

子宫穴： 在下腹部，当脐中下4寸，旁开3寸处。

关元穴： 在下腹部，前正中线上，当脐下3寸处。

【 取穴依据

子宫穴是治疗子宫疾病的要穴，与子宫相关疾病均可选此穴，子宫穴治疗恶露不尽效果较好；关元穴能培补元气，元气足能促使子宫恢复，消除恶露；次髎穴主治月经不调、痛经、带下等妇科疾患，对本病治疗效果好。

▌施灸办法

1 次髎穴用艾灸罐灸，每次20分钟，每日1次。

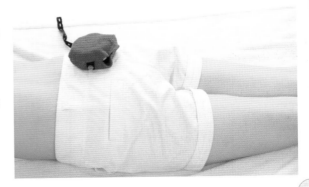

2 子宫穴、关元穴用双眼艾灸盒灸，每次每穴灸20分钟，每日1次。

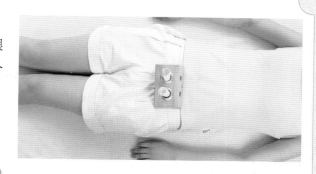

▌其他疗法

▌药物治疗

益母草15克，红花6克，桃仁10克，急性子10克，煎服，每日1剂，7日为1个疗程。本方益气养阴的特点符合产后妇女气阴亏虚的病机，使治疗效果更好。

▌饮食疗法

取个儿大、肉多的新鲜山楂30克，红糖30克。先清洗山楂，然后切成薄片，晾干备用。在锅中加入适量清水，加入山楂片，用大火将山楂片煮至烂熟，再加入红糖稍微煮一下，出锅后即可给产妇食用，每日1～2次。山楂不仅能够帮助产妇增进食欲，促进消化，还可以散瘀血，加之红糖补血益血的功效，可以帮助恶露不尽的产妇尽快化瘀，排尽恶露。

小贴士

产后恶露不尽的注意事项：
1. 产后50天内绝对禁止房事。
2. 脾虚气弱的产妇，遇寒冷季节可在饮食中增加羊肉、狗肉等温补食品。
3. 卧床休息静养，避免情绪激动，保持心情舒畅。
4. 分娩后绝对卧床休息，要注意阴道卫生，每天用温盐水或1：5000的高锰酸钾液清洗外阴部。
5. 使用垫纸质地要柔软，要严格消毒，防止阴部发生感染。
6. 恶露减少，身体趋向恢复时，可鼓励产妇适当起床活动，有助于气血运行和胞宫余浊的排出。
7. 加强营养，饮食宜清淡，忌生冷、辛辣、油腻等不易消化的食物。
8. 保持室内空气流通，去除秽浊之气，但同时要注意保暖，避免受寒。

🍃 读者反馈

生完小孩2个多月，恶露一直断断续续地流，好不容易没有了，但我一抱宝宝或是穿稍微紧点的裤子就又来了，来几天又没有，一不注意就又有了，真是痛苦。大概艾灸了一个多月，就完全好了！现在月经周期也很正常。

【补益气血，调养流产后身体虚弱】

流产对身体的伤害明显，很容易造成人体的气血亏虚，可表现为腰痛、乏力、免疫力下降等症状。中医调养以补益气血为主。艾灸对流产造成的身体虚弱治疗效果良好。

选穴

施灸部位

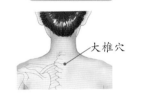

大椎穴

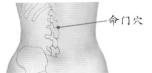

命门穴

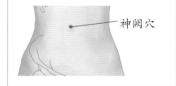

神阙穴

【 快速定位

大椎穴： 后正中线上，第七颈椎棘突下凹陷中。

命门穴： 人体后正中线上，第2腰椎棘突下凹陷中。

神阙穴： 肚脐中央即神阙穴。

【 取穴依据

产后身体虚弱主要是由伤气、失血引起的。大椎穴能益气助阳，命门穴能补益气血，神阙穴能温阳救逆，三穴合用有很好的补气生血的作用。

施灸办法

1 大椎穴用单罐艾灸罐灸，每次20分钟，每日2次，早晚施行。

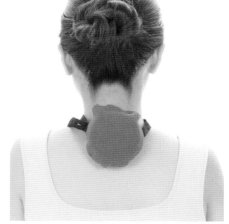

2 命门穴用单罐艾灸罐灸，每次20分钟，每日2次，早晚施行。

3 神阙穴用艾灸盒灸，每次30分钟，每日2次，早晚施行。

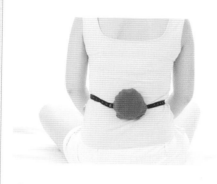

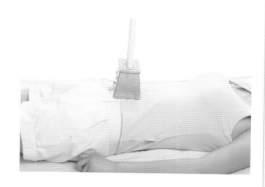

其他疗法

饮食疗法

方法一：取乳鸽1只，枸杞子30克，盐少许，备用。将乳鸽除去内脏杂物，洗净，放入锅内，加水与枸杞子共炖，熟时加盐少许。吃肉饮汤，每日2次。该汤具有益气、补血、理虚的作用，适用于流产后体虚及病后气虚、体倦乏力、表虚自汗等病症。

方法二：取鸡蛋2个，红枣10个，红糖适量，备用。锅内放水煮沸后打入鸡蛋卧煮，水再沸后加入红枣及红糖，小火煮20分钟即可。该汤具有补中益气和养血作用，适用于流产后气血不足所致的相关症状。

小贴士

1. 做人工流产术前1周内应避免性生活，术前1日要洗澡、更衣。

2. 人工流产后需要休息2周，并要预防着凉和感冒，多吃些富含营养的食物，使身体尽快恢复正常。

3. 在人工流产后的一段时间内，注意外阴部卫生，每天用温开水清洗1~2次。

读者反馈

我去年初怀孕胎停了，做了流产，到了冬天感觉手脚、小腹、屁股、大腿都比较凉，中药调理了一段时间，但感觉身体没有什么特别大的变化。在朋友推荐下坚持艾灸了3个多月，感觉身体暖了很多，月经期一些血块也流出来了。

【产后"月子"期，保健是关键】

　　女性以气为本，以血为用，而分娩是一种剧烈的生理过程，分娩中大量的出血和剧烈的疼痛往往会损伤人体的气血。从中医学的角度而言，产后元气大损，阴血骤亏，百脉空虚，又多瘀血，故有"产后多虚多瘀"的说法。艾灸作为一种外治方法，能起到温经通络、活血化瘀、散寒除湿、补益气血的作用。应用艾灸方法进行产后调理，可以有效缓解产妇的诸多不适症状。

▌选穴

施灸部位

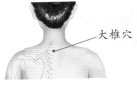
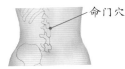
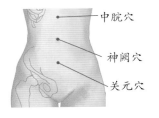
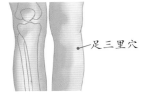

大椎穴

命门穴

中脘穴

神阙穴

关元穴

足三里穴

【 快速定位

大椎穴：后正中线上，第七颈椎棘突下凹陷中。

命门穴：人体后正中线上，第2腰椎棘突下凹陷中。

中脘穴：位于人体腹部上方，前正中线上，脐中上4寸。

神阙穴：肚脐中央即神阙穴。

关元穴：在下腹部，前正中线上，当脐下3寸处。

足三里穴：在小腿前外侧，当犊鼻下3寸，胫骨前嵴外侧旁开1寸。

【 取穴依据

　　大椎穴能益气助阳，命门穴能补益气血，神阙穴能温阳救逆，三穴合用有很好的补气生血的作用；中脘穴可补中益气、提高人体元气；关元穴能使清阳上升、浊阴下降、元阳温暖、血液充盈，能培肾固本、通调冲任、理气活血；足三里穴能升阳益胃，补益先后天之气。

▌施灸办法

1 用艾灸罐温和灸大椎穴20分钟。

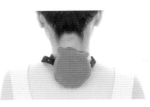

2 用艾灸罐温和灸命门穴30分钟。

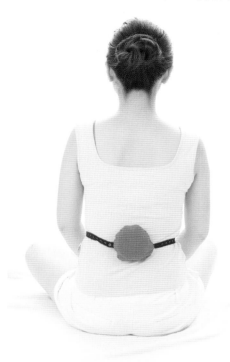

3 用艾灸盒温和灸中脘穴、神阙穴、关元穴20分钟。

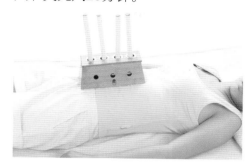

4 用艾条温和灸足三里穴15~20分钟。

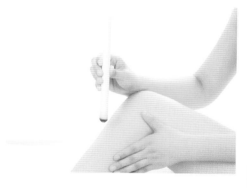

其他疗法

饮食疗法

我建议女性朋友在坐月子的时候，可以用一些方法补充身体的气血。例如，将红糖、大枣、生姜一起煮水，红糖可以多放一点儿，这样补气血的效果会更好些。

小贴士

平时还可以适当口服当归粉、液体钙、蜂胶、葡萄籽等，还要尽量多吃新鲜的蔬菜和水果，为身体补充各种营养。

读者反馈

我有严重的月子病，从头到脚怕冷怕风，浑身疼痛，胳膊疼得梳头都抬不起来了，颈椎也不好，子宫下垂、宫颈口肥大、糜烂，感觉自己都活不下去了。走投无路时，听别人说艾灸可以解决我的问题，现在艾灸10个月了，哪儿都不疼了，颈椎好了，妇科病也好了……我真的很开心，真的是无痛一身轻啊！

【艾灸养颜，延缓衰老】

随着年龄的增长，很多女性的皮肤也会发生相应的变化。当女性的年龄到了25岁以后，皮肤的弹力纤维和胶原纤维渐渐发生变化，眼角出现了鱼尾纹，30岁以后前额易出现细微的额纹，40岁以后面部的各种皱纹都会渐渐明显。中医认为，艾灸具有滋补肝肾、益气壮阳、行气活血、舒通经络的功效，能调节血压、降低血脂、增强脏腑功能、防病保健、抗衰老。艾灸疗法是人们留住美颜、抗衰老的保健疗法之一，更是中老年人延年益寿、抗衰老、防病治病的保健方法。

选穴

施灸部位

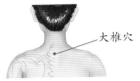
大椎穴

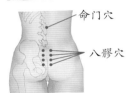
命门穴
八髎穴

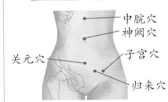
中脘穴
神阙穴
子宫穴
关元穴
归来穴

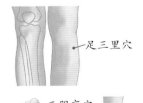
足三里穴

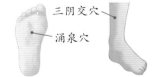
三阴交穴
涌泉穴

快速定位

大椎穴： 后正中线上，第七颈椎棘突下凹陷中。

命门穴： 人体后正中线上，第2腰椎棘突下凹陷中。

八髎穴： 又称上髎、次髎、中髎和下髎，左右共八个穴位，分别在第1、第2、第3、第4骶后孔中，合称"八髎穴"。

中脘穴： 位于人体腹部上方，前正中线上，脐中上4寸。

神阙穴： 肚脐中央即神阙穴。

关元穴： 在下腹部，前正中线上，当脐下3寸处。

归来穴： 在下腹部，当脐中下4寸，距前正中线2寸处。

子宫穴： 在下腹部，当脐中下4寸，旁开3寸处。

足三里穴： 在小腿前外侧，当犊鼻下3寸，胫骨前嵴外侧旁开1寸。

涌泉穴： 足底前1/3处可见有一凹陷，按压有酸痛感。

三阴交穴： 在小腿内侧，当足内踝尖上3寸，胫骨内侧面后缘。

【取穴依据】

大椎穴能益气助阳，命门穴能补益气血，神阙穴能温阳救逆，三穴合用有很好的补气生血的作用；中脘穴可补中益气，提高人体元气；关元穴能使清阳上升、浊阴下降、元阳温暖、血液充盈，能培肾固本、通调冲任、理气活血；足三里穴，能升阳益胃，补益先后天之气；三阴交穴能促进任脉、督脉、冲脉的畅通，这三条经络对女性来说很重要；涌泉穴有很好的调和阴阳的作用；八髎穴能提升人体内的阳气；子宫穴能调经理气；归来穴能补肾养血。

施灸办法

1 用艾灸罐艾灸大椎穴，天气温暖时可以灸40分钟，天气寒冷时灸40～60分钟。也可以选择用单眼艾灸盒进行艾灸。

2 用艾灸罐艾灸命门穴，天气温暖时可以灸40分钟，天气寒冷时灸40～60分钟。

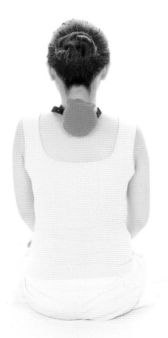
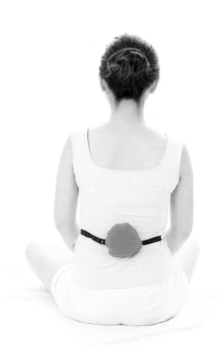

3 　直接艾灸八髎穴，天气温暖时可以灸40分钟，天气寒冷时灸40～60分钟。也可用多眼艾灸盒或艾灸罐进行艾灸。

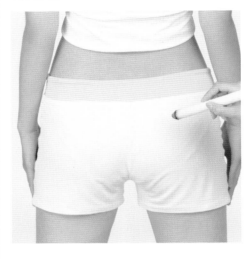

4 　用多眼艾灸盒艾灸中脘穴、神阙穴、关元穴、归来穴、子宫穴，天气温暖时可以灸40分钟，天气寒冷时灸40～60分钟。也可以选择用艾条直接进行艾灸。

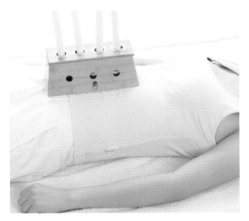

5 　用艾条灸内关穴，天气温暖时可以灸15～20分钟，天气寒冷时灸20～30分钟。也可以选择用单眼艾灸盒或艾灸罐进行艾灸。

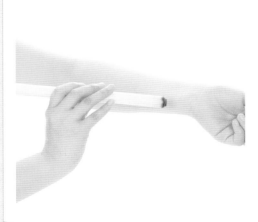

6 　用艾条灸足三里穴，天气温暖时可以灸15～20分钟，天气寒冷时灸20～30分钟。也可以选择用单眼艾灸盒或艾灸罐进行艾灸。

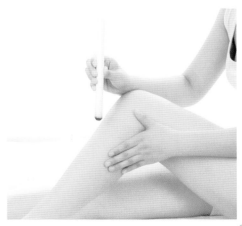

7 用艾条艾灸三阴交穴，天气温暖时可以灸15～20分钟，天气寒冷时灸20～30分钟。也可以选择用单眼艾灸盒或艾灸罐进行艾灸。

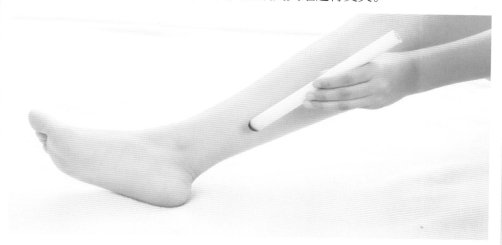

8 用艾灸罐艾灸涌泉穴，天气温暖时可以灸15～20分钟，天气寒冷时灸20～30分钟。也可以选择用单眼艾灸盒进行艾灸。

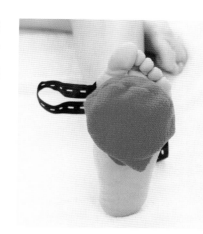

🍃 读者反馈 ▾

　　经常看单老师的博客，感觉收获很大，我从一个艾灸门外汉变成了艾灸"爱好者"，我现在都会给很多好朋友做艾灸调理了，并且收到了不错的效果，谢谢单老师的无私付出！我今年已经45岁了，平时经常感觉手凉、脚凉，而且我已经停经三年了。我觉得女人这么早就没有月经会很快衰老的，看到单老师博客上写的一些艾灸方法，我也试用了，手脚凉的问题确实得到了改善，每次艾灸过后都觉得身体暖暖的。现在我一直艾灸，虽然没有把握艾灸会不会改善月经的问题，但是我会一直坚持下去。女人都是爱美的，尤其是像我这样40多岁的女人，正处于人生和事业的顶点，我不希望自己衰老下去。

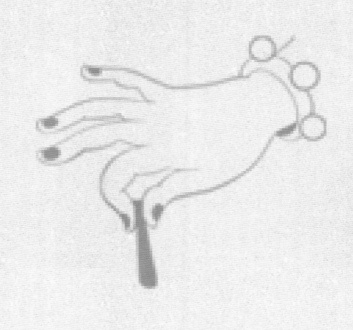

【第六章】

关爱自己在日常，为健康再加一把火

作为女性，就要过得优雅、美丽、认真、仔细……女性要重视生活中的小细节，要时刻关注自己的身体健康，懂得养生的女性要利用好每时每刻，让自己享有健康。用以艾灸为主的综合中医方法进行日常保健，可以补充元气，会让女性健康持久、青春常在。

【养生艾灸无定式，按需取穴更自由】

养生灸自古就有，在很多中医典籍中都有记载。比如，《备急千金要方·卷二十九》中说："宦游吴蜀，体上常须三两处灸之，勿令疮暂差，则瘴疠温疟之气不能著人也。"可见养生灸是很随意的，并没有一定的形式，也没有固定的方法和时间要求，一切都要看自己的感受。而且人的身体情况是不断变化的，所以养生灸也不能一成不变，根据需要随时调整，才能达到最好的效果。

▌选穴

施灸部位

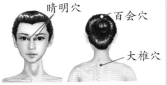

晴明穴　百会穴　大椎穴

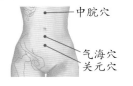

中脘穴　气海穴　关元穴

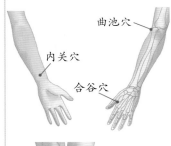

曲池穴　内关穴　合谷穴

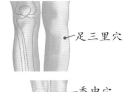

足三里穴

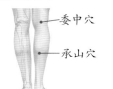

委中穴　承山穴

【 快速定位

晴明穴： 目内眦角稍上方凹陷处。

百会穴： 在前发际正中线后5寸，与两耳尖连线中点交会处。

大椎穴： 后正中线上，第七颈椎棘突下凹陷中。

中脘穴： 位于人体腹部上方，前正中线上，脐中上4寸。

气海穴： 在下腹部，前正中线上，当脐下1.5寸处。

关元穴： 在下腹部，前正中线上，当脐下3寸处。

内关穴： 在前臂掌侧，当曲泽与大陵的连线上，腕横纹上2寸，掌长肌腱与桡侧腕屈肌腱之间。

合谷穴： 在手背，第1、第2掌骨之间，当第2掌骨桡侧中点。

曲池穴： 屈肘成直角，在肘横纹桡侧端与肱骨外上髁连线中点处。

足三里穴： 在小腿前外侧，当犊鼻下3寸，胫骨前嵴外侧旁开1寸。

委中穴： 在膝后区，腘横纹中点。

承山穴： 在小腿后面正中，委中穴与昆仑穴之间，当伸直小腿和足跟上提时腓肠肌肌腹下出现凹陷处。

【 取穴依据 】

关元穴，可以壮元阳固虚脱、培补元气、延年益寿；气海穴，可以升发阳气、回阳益阴、抗衰防疾。关元和气海这两个穴位是养生灸的基础穴位，因为它们是补元阳的穴位，就像给生命之火加了一把柴。

身体状况对应的养生穴位

功 效	取 穴
脾胃不调，形体消瘦	足三里穴，中脘穴
培元固本，升发阳气	关元穴，气海穴
舒筋活络，止痛	阿是穴，大椎穴，合谷穴
养眼明目，缓解用眼疲劳	睛明穴
腰酸背痛	委中穴，承山穴
增强记忆力，缓解困倦	百会穴
降血压，预防心血管疾病	曲池穴，内关穴
补肾壮阳	涌泉穴，太溪穴，命门穴

施灸办法

温和灸，每次每穴10~15分钟，每周1~2次，长期坚持。

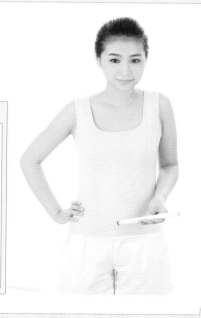

读者反馈

去年就关注了单老师的微博，单老师的两千多篇文章我基本都看过了，在这期间我一直带着家人在实践。我爸爸、妈妈艾灸后，胃口大开，明显感觉肠胃变好了。我妈妈的失眠、痔疮，都被艾灸治好了。还有就是我的侄子，经常咳嗽，我用艾灸给他调理，短短四天时间，困扰他一个多月的咳嗽就彻底好了……其实还有很多，我就不一一列举了。真是非常感谢阿姨提供这么好的方子。

【艾灸温热扶阳，调整身体虚弱】

身体特别虚的人，多数是由于阳气不足导致的，阳气不能温煦身体，体内热量不够，自然就会出现怕冷、手脚冰冷的状态。那么这时用艾灸的温热扶阳助阳是不错的选择。灸法是通过经络的传导，起到温通气血、扶正祛邪的作用，达到治疗疾病和保健的目的。

选穴

施灸部位

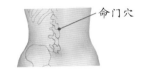
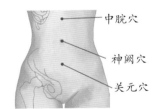
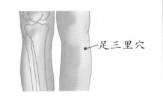

命门穴

中脘穴

神阙穴

关元穴

足三里穴

快速定位

命门穴：人体后正中线上，第2腰椎棘突下凹陷中。

中脘穴：位于人体腹部上方，前正中线上，脐中上4寸。

神阙穴：肚脐中央即神阙穴。

关元穴：在下腹部，前正中线上，当脐下3寸处。

足三里穴：在小腿前外侧，当犊鼻下3寸，胫骨前嵴外侧旁开1寸。

取穴依据

神阙穴可以调整全身；关元穴可以调动元阴元阳；命门穴可以提高督脉之阳气；中脘穴可以调整脾胃；足三里穴是强身健体的万能穴、长寿穴，古今许多医家都对此穴推崇备至，因此流传着"若想胃里安，三里常不干"的说法。

施灸办法

1 温和灸命门穴，每天艾灸1次，20～30分钟。

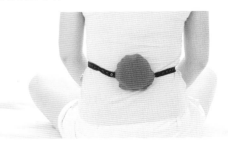

2 选用温和灸。补充后天之本，补充身体元气。中脘穴、关元穴、神阙穴可以使用四眼艾灸盒艾灸，综合在一起的时间为40分钟左右。

3 温和灸足三里穴，每天艾灸1次，20~30分钟。

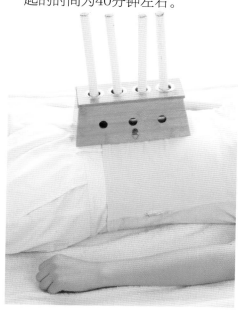

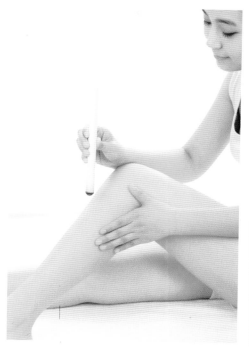

其他疗法

饮食疗法

先用黄芪30克煮水，大火煮10分钟，小火煮20分钟，滤出水。再放第二次水，小火煮10分钟，滤出水。把两次的水倒入米中，在砂锅中熬粥，大火煮10分钟，小火煮30分钟即可。每天早、晚各1次。黄芪米粥是大补元气的，长期服用，身体状况会得到改善。

> **读者反馈**
>
> 我是一个体质极差的人，十七八岁时支气管扩张开始频繁发作、咯血。二十一岁那年突然大咯血，差点儿没命了。经常感冒，怕冷。看完单阿姨的博客后我开始尝试做艾灸。现在我已艾灸一年多了，朋友们都说我的气色很好，精神面貌、肤色都比以前好。不得不说，艾灸真的很好，很神奇！

【增强免疫力，别人感冒我没事儿】

能提高免疫力的穴位有很多，比如关元穴、中脘穴、足三里穴、神阙穴等穴位。这些穴位的效果都是遍及全身的，可以调整身体的整体状态，达到温经祛寒、平和阴阳、调理气血的目的。

选穴

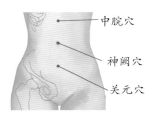
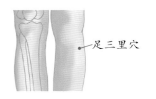

施灸部位

中脘穴
神阙穴
关元穴

足三里穴

【 快速定位

中脘穴：位于人体腹部上方，前正中线上，脐中上4寸。

神阙穴：肚脐中央即神阙穴。

关元穴：在下腹部，前正中线上，当脐下3寸处。

足三里穴：在小腿前外侧，当犊鼻下3寸，胫骨前嵴外侧旁开1寸。

【 取穴依据

神阙穴是一个养生穴，不仅可以艾灸，一些脐疗的办法也是对这里起作用；中脘穴可以调理脾胃；关元穴可以调动元阴元阳；足三里穴是强身健体的万能穴。

施灸办法

温和灸中脘穴、关元穴、神阙穴、足三里穴，每次每穴灸10分钟左右，长期坚持。也可在神阙穴做隔姜灸或隔蒜灸，每次灸5～8炷。

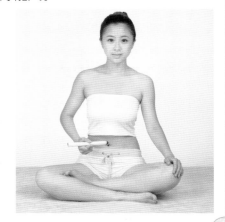

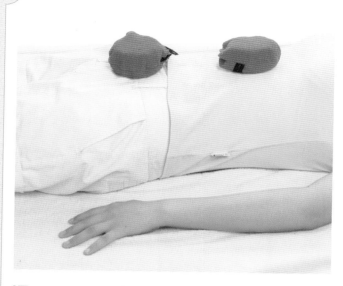
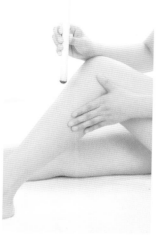

其他疗法

按摩疗法

将手掌搓热，贴于膻中穴，顺时针转揉10～20次，逆时针再转相同的次数。稍用力使膻中穴微感疼痛。每日2～3次。本法能刺激胸腺分泌，提高身体免疫力。

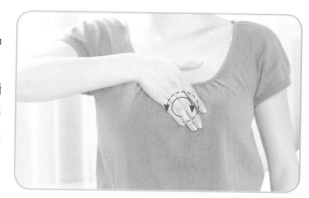

饮食疗法

香菜黄豆汤：香菜、黄豆各30克，食盐少许。香菜择洗干净，切段备用。黄豆洗净，放入锅内，加1500毫升清水，煎煮至750毫升，再加入新鲜香菜段，同煮15分钟后，加入食盐调味即成。此汤解表散寒，扶正祛邪。

小贴士

肚脐是脐带残留的痕迹，从出生开始，这条通道就关闭了。艾灸神阙穴相当于重启了这条通道，从生命的源头激发自身的潜能。

读者反馈

我接触艾灸不过短短2个半月，我和女儿的体质有了明显改善，很多病痛都没有了，自己和孩子的体质增强了，这么好的疗法应该马上告诉给亲朋好友。

【提升阳气，补充精力】

精力不足多表现为乏力、精神萎靡、注意力不集中、精神恍惚等症状。中医认为，这是因阳气虚造成的。艾灸能很好地培补元阳、补充精力。

选穴

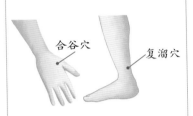

施灸部位

合谷穴

复溜穴

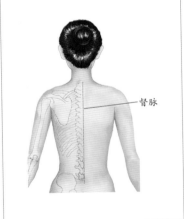

督脉

【 快速定位 】

合谷穴： 在手背，第1、第2掌骨之间，当第2掌骨桡侧中点。

复溜穴： 在小腿内侧，太溪穴直上2寸处，跟腱的前缘。

督脉穴： 督脉起于小腹内胞宫，下出会阴部（也有说起于长强穴），向后行于腰背正中至尾骶部的长强穴，沿脊柱上行，经项后部至风府穴，进入脑内，沿头部正中线，上行至巅顶百会穴，经前额下行鼻柱至鼻尖的素髎穴，过人中，至上齿正中的龈交穴。

【 取穴依据 】

复溜穴能补肾益阴、温阳利水，适用于虚寒体质的人群；督脉能激发一身之阳气，阳气足了，人就精神了；合谷穴能很好地补充精力。

施灸办法

1 隔姜灸督脉（背部走行部分），沿着督脉（背部走行部分）紧密地排上姜片，在姜片上放上艾绒，点燃后让艾炷自然地燃烧，每周2～3次。

*实际操作时请裸露皮肤

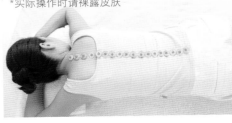

2 温和灸合谷穴、复溜穴，每穴每次15分钟，每周3～4次。

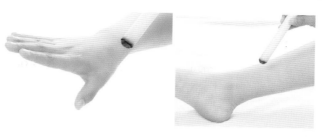

其他疗法

按摩疗法

1 十指对压十宣穴：十宣穴位于10根手指指尖端的正中。先用双手掌心相对，十指自然松散分开，以相对应的手指指腹相互触压，然后双手十宣穴再相互触压，反复30～50次。每日2～3次。此法有很好的补充精力的作用。

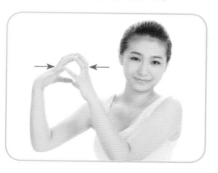

2 捏拿腰背部督脉：取俯卧位，从尾骶部，沿脊柱向上捏拿，至项后部，每次捏拿9遍，每日捏拿1～2次。此法能补一身之阳气，缓解大脑虚衰引起的头昏、头痛等症状。

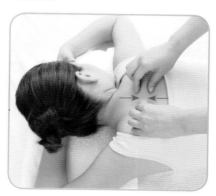

📖 读者反馈

我是一位32岁的商人，平时工作特别忙，应酬也很多，之前没有明显的疾病，只是全身不舒服、脾胃功能差、经常食欲缺乏、精力不济、多梦、多汗，做什么都提不起精神，见人也不想说话，不爱运动，平时就是想睡觉。自从使用了单老师教的艾灸方法，我现在整个人精神状态好了许多，不爱出汗了，食欲也旺盛了，不像以前总感觉疲劳了。单老师还告诉我应该多吃红黄色和深绿色的蔬菜，如胡萝卜、南瓜、番茄、青椒、芹菜等，对恢复精力都有好处。

【艾灸五大主穴，改善阳虚体质】

阳虚的现象多出现在女性及中老年人当中，多数与这些人的生活习惯和慢性疾病等因素有关。四肢冰冷、怕冷、面色苍白、大便溏薄、小便清长、脉沉微无力等症状都属于阳虚范围，在中医学上称为阳虚体质。阳虚体质阳气不足，不能温煦身体，体内不能及时产生足够的热量，因而出现怕冷的现象。艾灸可以有效调理和改善阳虚体质。

选穴

施灸部位

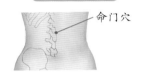
命门穴

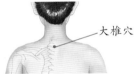
大椎穴

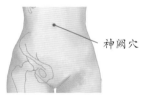
神阙穴

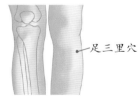
足三里穴

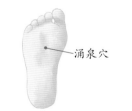
涌泉穴

【快速定位

命门穴： 人体后正中线上，第2腰椎棘突下凹陷中。
大椎穴： 后正中线上，第七颈椎棘突下凹陷中。
神阙穴： 肚脐中央即神阙穴。
足三里穴： 在小腿前外侧，当犊鼻下3寸，胫骨前嵴外侧旁开1寸。
涌泉穴： 足底前1/3处可见有一凹陷，按压有酸痛感。

【取穴依据

治疗寒凉疾病，大椎穴是首选穴位；神阙穴可以打通任脉，可以改善阳虚体质；足三里穴，可以改善胃的蠕动和供血状况，刺激消化液的分泌，从而增强消化能力；命门穴可以对各脏器的生理活动起到温煦、生发和推动的作用，命门穴就是推动生命之火；涌泉穴可以缓解怕冷症。

施灸办法

1 命门穴，可使用方四眼艾灸盒施灸，开始插两根艾条，然后增加到三根，最多的时候可以插四根艾条，循序渐进施灸，每次施灸时间为20～30分钟。

2 神阙穴，在穴位处上下移动艾灸，使用艾灸盒艾灸，时间为20～30分钟；使用艾灸罐艾灸，时间为30～40分钟。

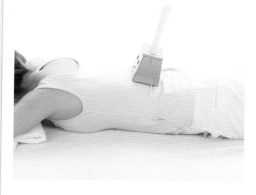

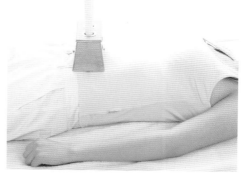

3 大椎穴，用艾灸盒艾灸，时间为10～20分钟；用艾灸罐艾灸，时间为20～40分钟。

4 足三里穴，用单眼艾灸盒艾灸，施灸时间为10～20分钟；用艾灸罐艾灸，施灸时间为20～30分钟。

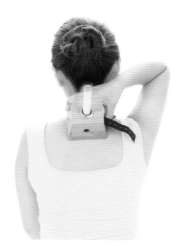

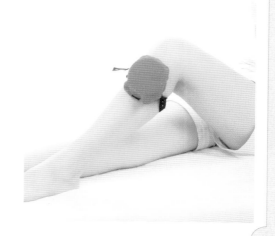

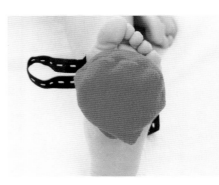

5 涌泉穴，可以在每晚睡前先用热水泡脚20～30分钟，然后点燃两个大艾炷分别放在两个艾灸罐里面，用艾灸罐艾灸。

▌其他疗法

【 按摩疗法 】

1 揉搓涌泉穴：用手掌快速揉搓涌泉穴至有热感为止，每天早、晚各揉搓涌泉穴100次，再揉搓各脚趾100次。

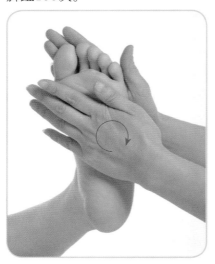

2 捏拿腰背部督脉：取俯卧位从尾骶部，沿脊柱向上捏拿，至项后部，每次捏拿9遍，每日捏拿1～2次。此法能补一身之阳气，缓解大脑虚衰引起的头昏、头痛等症状。

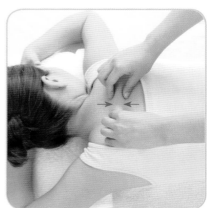

> 📖 读者反馈 ▸
>
> 　　我现在成了虚寒体质了，是年前在地上睡觉导致的。现在天津30℃了，我还穿着棉裤，可以说是气虚、血虚，还怕凉。我坚持每天艾灸2个月了，现在感觉腹部温暖，双腿有热的感觉了。艾疗是调理全身的，正气足了，邪气就败了。我在治疗中也不断发现惊喜，我很相信单阿姨，她对每个病人都付出爱心，真是尽心尽力。

【利用空余时间艾灸，缓解亚健康】

有一个困扰上班族的大问题，就是亚健康状态，很多上班族会感觉到精力不济、倦怠，工作不能进入良好的状态。这种状态是介于人体健康和疾病之间的阶段，在身体上和心理上没有真正的疾病，但却有很多不适的症状表现和心理体验。

▌选穴

施灸部位

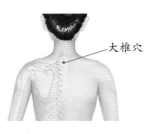

大椎穴

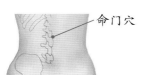

命门穴

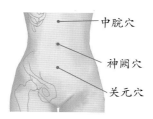

中脘穴

神阙穴

关元穴

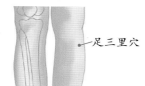

足三里穴

【 快速定位

大椎穴： 后正中线上，第七颈椎棘突下凹陷中。

命门穴： 人体后正中线上，第2腰椎棘突下凹陷中。

中脘穴： 位于人体腹部上方，前正中线上，脐中上4寸。

神阙穴： 肚脐中央即神阙穴。

关元穴： 在下腹部，前正中线上，当脐下3寸处。

足三里穴： 在小腿前外侧，当犊鼻下3寸，胫骨前嵴外侧旁开1寸。

【 取穴依据

中脘穴、神阙穴、关元穴、命门穴、足三里穴、大椎穴，均可以提升正气、补气血。

161

施灸办法

1 大椎穴用单眼艾灸盒灸，时间保持在30～40分钟。

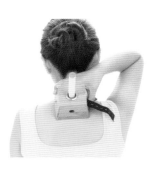

2 命门穴用单眼艾灸盒灸，时间保持在30～40分钟。

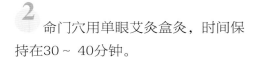
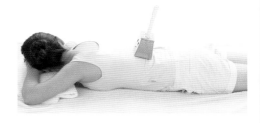

3 中脘穴、神阙穴、关元穴可用四眼艾灸盒，可以由上往下做移动艾灸。

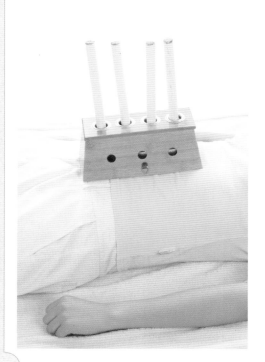

4 足三里穴可以用单眼艾灸盒或直接灸，每次10～20分钟。

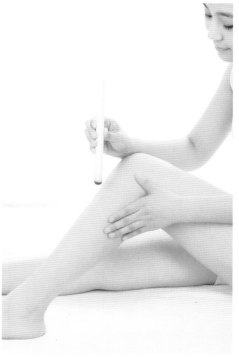

其他疗法

按摩疗法

按揉太阳穴：取坐位，用拇指指腹首先在太阳穴轻轻揉几下，再慢慢加力按压1～3分钟。本法可解除由于长期工作引起的头痛和眼睛疲劳，使我们感到轻松。

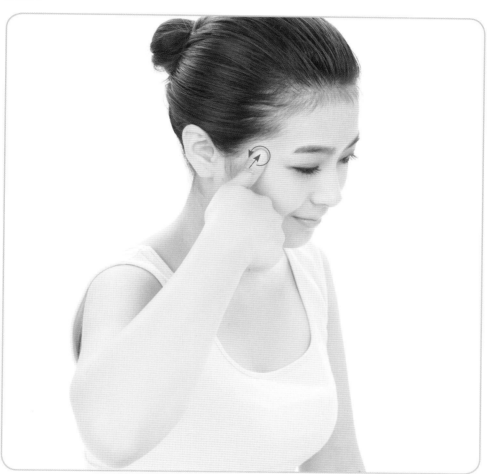

💧 读者反馈▾

没有艾灸前，我患有多种疾病，盆腔炎、月经不调（每次来月经都要止血）、腰肌劳损、腰椎增生。我的艾灸知识启蒙老师是单桂敏，有幸看到她的博客，和她联系上，全部希望都寄托在艾灸上。就用单老师的四眼艾灸盒灸腰背部1个小时（下午6点开始），睡前灸腹部半小时。目前我灸了四个月，身体基本恢复正常了。

【季节交替不用愁，艾灸防感冒】

感冒，即急性上呼吸道感染，是一种自愈性疾病，全年皆可发病，冬春季较多。感冒是由于感受外邪而出现发热恶寒、头身疼痛、鼻塞流涕、咽痒咳嗽等症状的疾病。感冒的发病率极高，几乎所有人都曾发病。成人每年发生2～4次，儿童发生次数更高，每年6～8次。艾灸治疗感冒非常简单，主要是在面部艾灸。

选穴

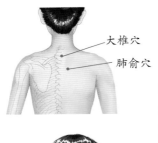

施灸部位

大椎穴
肺俞穴

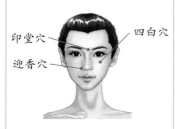

印堂穴
迎香穴
四白穴

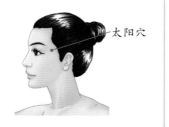

太阳穴

快速定位

大椎穴： 后正中线上，第七颈椎棘突下凹陷中。

肺俞穴： 第3胸椎棘突下，旁开1.5寸处。

印堂穴： 位于面部，两眉头连线中点。

四白穴： 双眼平视时，瞳孔正中央下方约2厘米处，瞳孔直下，当眶下孔凹陷处。

迎香穴： 位于鼻翼外缘中点旁，当鼻唇沟中间。

太阳穴： 在颞部，眉梢与目外眦之间，向后约一横指的凹陷处。

取穴依据

四白穴可以改善局部的气血运行，达到活血通络、化瘀止痛的目的；迎香穴、印堂穴位于病灶周围，艾灸这两个穴位能将热力直透病灶，有较好的治疗作用；肺俞穴对呼吸系统疾病有很好的治疗作用，配合迎香穴治疗慢性鼻炎效果显著；大椎穴有益气助阳的作用，能促进鼻腔的通畅。

施灸办法

1 用艾条灸背部大椎穴和肺俞穴，也可以选择双眼艾灸盒或双罐艾灸罐艾灸，艾灸治疗感冒既经济又实惠。

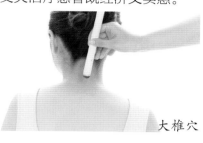
大椎穴

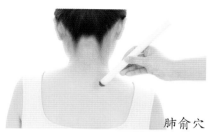
肺俞穴

2 用艾条灸印堂穴，每次灸5~10分钟。

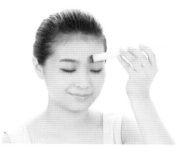

3 面部迎香穴、四白穴最好使用金艾条艾灸。每次灸5~10分钟。在面部艾灸不仅可以治疗感冒，还可以美容，在面部艾灸后，气血充足了，面色红润，皮肤细腻。

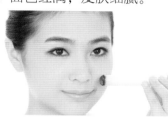

其他疗法

按摩疗法

按揉风池穴：以双手拇指在此穴上用力按揉，每次不少于20下。

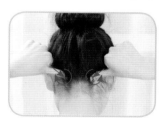

> 📑 **读者反馈**
>
> 前一段时间我丈夫感冒很重，他患有肾炎又不敢吃药，我就想用艾灸的方法试一试，灸鼻子两侧迎香穴10分钟，第一天灸完打喷嚏的症状就减少了，第三天艾灸完鼻涕也不流了，一共灸三次感冒彻底好了。我丈夫说艾灸太神奇了。一个星期前忽然降温了，我也着凉了，打喷嚏、流鼻涕、浑身疼，特别难受。没想到，我用艾条灸了两次，感冒就彻底好了。家里人都很高兴，第二天上班我就把这个方法告诉了同事。我非常感谢单大姐！

【头痛很要命，快来做艾灸】

　　头痛，可能是很多人都患过的疾病。多数人的头痛是由感冒、发热或睡眠不足、压力大等因素引起的，这样的头痛不用治疗，当原发疾病痊愈的时候，头痛自然而然会缓解。可是有一部分人的头痛很顽固，头痛持续时间长，而且会发生很多连锁症状，到医院检查的时候，还检查不出来原因。头痛以女性多见，中医认为是由外感或内伤等病因，致使肝、脾、肾等脏腑功能失调，痰浊血瘀，痹阻经脉，气血壅滞不行而引发的。

选穴

施灸部位

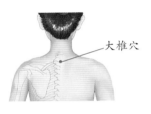
大椎穴

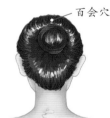
百会穴

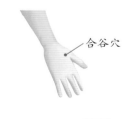
合谷穴

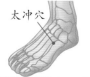
太冲穴

【 快速定位

大椎穴：后正中线上，第七颈椎棘突下凹陷中。

百会穴：在前发际正中线后5寸，与两耳尖连线中点交会处。

合谷穴：在手背，第1、第2掌骨之间，当第2掌骨桡侧中点。

太冲穴：在足背第1、第2跖骨结合部前凹陷中。

阿是穴：痛点。

【 取穴依据

　　大椎穴具有益气壮阳、通经活络的作用；百会穴为诸阳之会，所以百会穴具有升阳固脱之效；合谷穴可舒筋活络，止痛；太冲穴可补足血气；阿是穴通过经络系统与脏腑组织相联系。艾灸这些穴位，可以达到疏通经络、治疗疾病的目的。

施灸办法

1 艾灸罐灸大椎穴，每次15～20分钟。

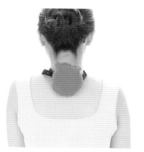

2 温和灸百会穴、阿是穴，每次15分钟，每周3～4次。

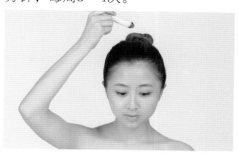

3 温和灸合谷穴，每次15分钟，每周3～4次。

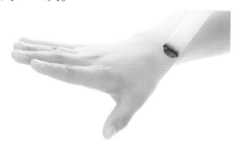

4 温和灸太冲穴，每次灸15～20分钟，每天1～2次，7天为1个疗程。

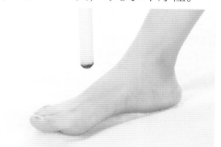

小贴士

最好是手持艾条熏灸，百会穴部位有头发，可以扒开头发熏灸，如果感觉不方便，可以用艾灸罐艾灸。

读者反馈

我是一名女性偏头痛患者，今年27岁，在高中二年级的时候，由于有大半年时间情绪低落、郁闷、经常失眠、学习压力大，导致抵抗力下降，感冒了几个月，打了2～3个月的吊针，从此便落下头痛的病根！在这9年里，主要是头的两侧痛——刺痛、胀痛，头痛起来从早上到晚上，情绪不好时，则头痛更重。我看到单阿姨的艾灸方法，便想尝试一下，没想到一个星期的艾灸让我的头痛症状减轻了不少。但是偶尔还是头痛得厉害，单阿姨经常说要坚持艾灸，可能是我艾灸的时间还不够，还需要继续坚持。真希望艾灸能彻底治好我的头痛疾病，让我早日摆脱头痛的困扰。

【胃痛吗？做个艾灸养养胃】

胃痛，中医病症名，多由外感寒邪、饮食所伤、情志不畅和脾胃素虚等病因而引发。胃是主要病变脏腑，常与肝脾等脏器有密切关系。胃气郁滞、失于和降是胃痛的主要病机。治疗以理气和胃为大法，根据不同证候，采取相应治法。平时生活中经常吃冷饮或冰凉的食物，生活节奏快，精神压力大，更易导致胃病。

选穴

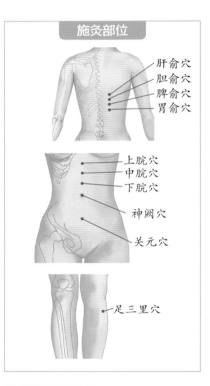

施灸部位

肝俞穴
胆俞穴
脾俞穴
胃俞穴

上脘穴
中脘穴
下脘穴

神阙穴

关元穴

足三里穴

【 快速定位 】

肝俞穴： 第9胸椎棘突下，旁开1.5寸处。

胆俞穴： 第10胸椎棘突下，旁开1.5寸处。

脾俞穴： 第11胸椎棘突下，旁开1.5寸处。

胃俞穴： 第12胸椎棘突下，旁开1.5寸处。

上脘穴： 上腹部，前正中线上，脐上5寸处。

中脘穴： 位于人体腹部上方，前正中线上，脐中上4寸。

下脘穴： 上腹部，前正中线上，脐上2寸处。

神阙穴： 肚脐中央即神阙穴。

关元穴： 在下腹部，前正中线上，当脐下3寸处。

足三里穴： 在小腿前外侧，当犊鼻下3寸，胫骨前嵴外侧旁开1寸。

【 取穴依据 】

神阙穴可以打通任脉，阳虚体质的人艾灸神阙穴可以很快得到改善；足三里穴，可以改善胃的蠕动和供血状况，刺激消化液的分泌，从而增强消化能力；关元穴具有通调冲任、调理气血、补肾固精、回阳固脱之功效。以上"俞穴"不但能治疗相应脏腑的疾病，还能把未表现出来的疾病灸出来。上脘穴、中脘穴、下脘穴都可以缓解胃痛，调理胃部疾病。

▌施灸办法

1 肝俞穴、胆俞穴、脾俞穴、胃俞穴艾灸30～40分钟。

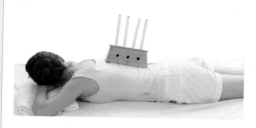

2 艾灸上脘穴、中脘穴、下脘穴，可以使用艾灸盒，每次15～20分钟，基本上是在上腹部全覆盖移动艾灸。

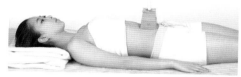

3 艾灸神阙穴、关元穴可用隔姜灸，每次每穴20分钟。

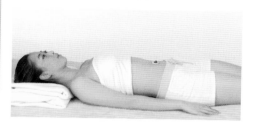

4 足三里穴艾灸40分钟。

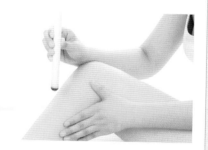

▌其他疗法

【 食疗法

　　胃寒和胃痛有直接的关系，艾灸的力度应该以患处为主。还可以用食疗的方法：生姜30克，与浓红糖水共煮服食。如果很喜欢吃生姜，可以在吃饭的时候，用生姜片蘸酱吃，这种方法驱逐胃寒的效果会更好一些。内外夹击，疾病的痊愈会更快一些。

> 🍵 读者反馈 ﹀
>
> 　　我年轻时经常喝冰啤酒，导致体内寒湿过重，但是我的胃痛不是特别严重，只要我保持正常的饮食就不会胃痛。我看过一位老中医，他曾经治好了我多年不愈的妇科病。他说我脾肾阳不足，寒湿下沉，建议我试试艾灸。于是我就找到了单老师，她教给我艾灸的方法，并告诉我要坚持艾灸，我艾灸以后，很长时间以来我都没有再犯胃痛的毛病了。

【艾灸行气血，颈椎不犯病】

颈椎病是因颈椎间盘变性、颈椎骨质增生引起的，以颈肩痛并放射到头枕部或上肢为主要表现的综合征。发病时病人颈部活动受限，做颈部旋转等活动可引起眩晕、恶心或心慌等症状。严重者会双下肢痉挛、行走困难，甚至四肢瘫痪。从中医角度来讲，颈椎病属于痹证，是因风、寒、湿、热等外邪侵袭人体、闭阻经络而导致气血运行不畅的病症所致。

选穴

施灸部位

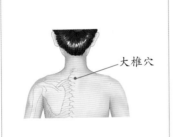

大椎穴

快速定位

大椎穴：后正中线上，第七颈椎棘突下凹陷中。

阿是穴：痛点。

取穴依据

大椎穴具有益气壮阳、通经活络的作用；阿是穴有祛除病邪、疏通经络、缓急止痛的作用，能很好地治疗颈椎病。

施灸办法

1 艾灸罐灸大椎穴，每次15～20分钟。

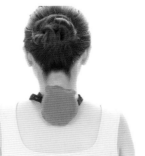

2 温和灸阿是穴，每次20分钟，每周3～4次。

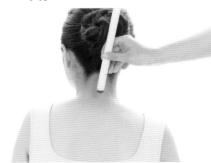

其他疗法

刮痧疗法

　　颈肩部刮痧法，沿颈部肌肉走行，自上而下由后发际处向下刮拭，再刮拭肩部。

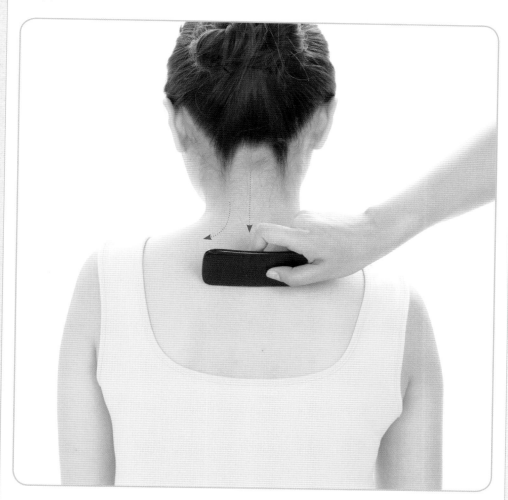

读者反馈

　　我是一个颈椎病患者，以前我低头时经常感到颈椎部位疼痛。我让家人帮我用手捶打，可越捶颈椎越疼痛。后来我无意中接触到介绍艾灸的文章，于是抱着试试看的态度在颈椎痛的时候灸大椎穴。灸后就不那么痛了，再坚持几天发现效果特别好。看来，我已经找到了可以调理颈椎的方法！

【做个艾灸，腰椎间盘不突出】

腰椎间盘突出症是指椎间盘发生退行性病变，椎间盘的纤维环破裂、髓核组织突出，刺激和压迫相应水平的神经根和血管等组织，从而出现的一系列症状。由于腰椎下部活动度大，承受压力也大，约80%的椎间盘突出症发生在腰椎第4节、第5节之间和腰椎第5节、骶椎的间隙中。

选穴

施灸部位

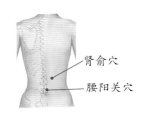
肾俞穴
腰阳关穴

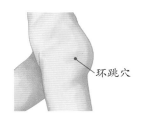
环跳穴

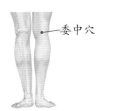
委中穴

【 快速定位

肾俞穴： 在第2腰椎棘突下，旁开1.5寸处。

腰阳关穴： 在腰部，身体后正中线上，第4腰椎棘突下凹陷中。

环跳穴： 拇指关节横纹，按在大转子头（股骨颈与体连接处）上，拇指指向脊柱，当拇指尖所指处。

委中穴： 在小腿后面正中，腘横纹中点。

【 取穴依据

中医讲"腰背委中求"，委中穴可疏通腰背部经脉的气血，有很好的止痛及缓解症状的作用；"腰为肾之府"，肾俞穴可壮腰益肾；腰阳关穴、腰部阿是穴可疏通局部经络及筋骨的气血，通络止痛；环跳穴是治疗本病的重要配穴，可以有效缓解本病造成的下肢不适症状。

施灸办法

1 肾俞穴、腰阳关穴用双罐艾灸罐灸，每次每穴30分钟，每日1次。

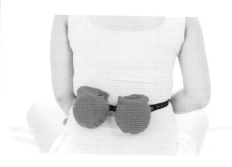

2 腰部阿是穴用双眼艾灸盒灸，每次30分钟，每日1次。

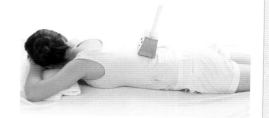

3 环跳穴、委中穴用单罐艾灸罐灸，每次每穴30分钟，每日1次。

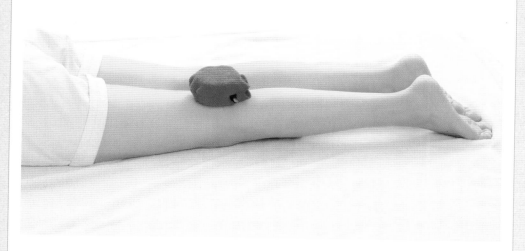

读者反馈

我患腰椎间盘突出症十多年了。无意当中看到单老师的博客，就开始试着用艾灸治疗。刚开始灸的时候，只是感觉皮肤热热的，而我一直坚持艾灸到现在，明显感觉腰部有力量了，也可以适当做简单的家务。只是在每天早上起床的时候比较费劲，需要缓慢地顺势坐起来。多谢单老师让我接触到艾灸。

【艾灸让您睡个"饱"】

失眠又称"入睡和维持睡眠障碍"，是以无法入睡或无法保持睡眠状态，导致睡眠质量下降为特征的一种病症，主要表现为各种原因引起的入睡困难、深度睡眠时间过短、易醒、整体睡眠时间不足等症状。中医认为，失眠的原因主要为脏腑功能紊乱，尤其是心的温阳功能与肾的滋阴功能不能协调而导致的气血亏虚、阴阳失调等。

选穴

施灸部位

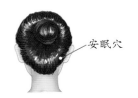

安眠穴

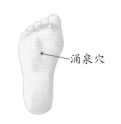

涌泉穴

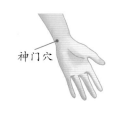

神门穴

【 快速定位

安眠穴：耳垂后的凹陷与枕骨下的凹陷连线的中点处，翳风穴与风池穴连线的中。

涌泉穴：足底前1/3处可见有一凹陷，按压有酸痛感。

神门穴：位于腕部，腕掌侧横纹尺侧端，尺侧腕屈肌腱的桡侧凹陷处。

【 取穴依据

安眠穴，顾名思义，就是专门用来调理失眠的；神门穴属心经，主治心病，对失眠有很好的治疗效果；涌泉穴能引火下行、滋阴补肾。神门穴与涌泉穴两穴合用有很好的调和阴阳的作用，治疗失眠效果很好。

施灸办法

　　安眠穴、神门穴两穴用温和灸，每次每穴灸20分钟左右，每日2次，睡前灸效果更好。

　　涌泉穴可用艾灸罐睡前灸，一直灸到入睡后罐内艾条自然熄灭。

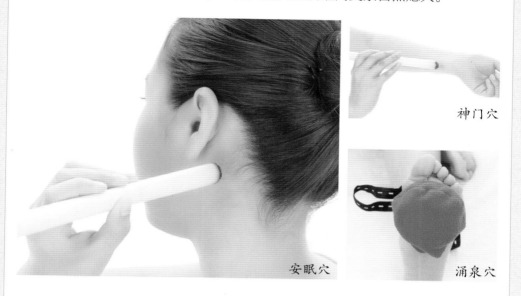

神门穴

安眠穴

涌泉穴

其他疗法

足浴疗法

　　合欢皮、茯神各15克，刺五加、磁石各20克，夜交藤30克。先将磁石放入锅内，加水3000毫升，煎煮15分钟，再将其余的药放入锅内同煮20分钟，滤去药渣，将药液倒入盆内，泡脚30分钟，每日1次，10日为1个疗程。注意磁石一定要先煎以提高疗效。足浴宜在睡前1小时进行。此方可镇静催眠、养心安神，适用于顽固性失眠。

> 读者反馈
>
> 　　我是一名失眠的女患者。自从上次咨询单老师后，按单老师的指导，我进行了一个星期的艾灸。刚开始第一天，虽然没睡好，但醒来好像没有头晕的症状了，之后连续艾灸三四天，效果也不明显。我按照老师的叮嘱，在艾灸后两个小时内不洗澡，四肢不沾冷水。经过一段时间的艾灸，早上起来有精神、有力气了，脸色也比以前好很多，皮肤变得光泽细腻，不再像以前那样干燥粗糙，我真的很开心！